Stephan J. Linke·Toam Katz

Complications in Corneal Laser Surgery

角膜激光手术的并发症

主　编　〔德〕 斯蒂芬·J.林克
　　　　　　　　塔姆·卡茨

主　译　文　丹

副主译　尹叶薇　吴小影

天津出版传媒集团
天津科技翻译出版有限公司

著作权合同登记号：图字：02-2019-117

图书在版编目(CIP)数据

角膜激光手术的并发症 / (德)斯蒂芬·J. 林克
(Stephan J. Linke)，(德)塔姆·卡茨(Toam Katz)主
编；文丹主译. —天津：天津科技翻译出版有限公司，
2022.1
书名原文：Complications in Corneal Laser
Surgery
ISBN 978-7-5433-4157-9

Ⅰ. ①角… Ⅱ. ①斯… ②塔… ③文… Ⅲ. ①角膜-
眼外科手术-激光疗法-并发症-防治 Ⅳ. ①R619

中国版本图书馆 CIP 数据核字(2021)第 217345 号

First published in English under the title
Complications in Corneal Laser Surgery
edited by Stephan J. Linke and Toam Katz
Copyright © Springer International Publishing Switzerland, 2016
This edition has been translated and published under licence from
Springer Nature Switzerland AG.

授权单位：Springer Nature Switzerland AG.
出　　　版：天津科技翻译出版有限公司
出 版 人：刘子媛
地　　　址：天津市南开区白堤路 244 号
邮政编码：300192
电　　　话：(022)87894896
传　　　真：(022)87895650
网　　　址：www.tsttpc.com
印　　　刷：天津新华印务有限公司
发　　　行：全国新华书店
版本记录：710mm×1000mm　16 开本　14.25 印张　300 千字
　　　　　　2022 年 1 月第 1 版　2022 年 1 月第 1 次印刷
　　　　　　定价：108.00 元

(如发现印装问题，可与出版社调换)

译者名单

主　译　文　丹

副主译　尹叶薇　吴小影

译　者（按姓氏汉语拼音排序）

　　　　杜凯旋　傅秋满　傅艳燕　胡　涂

　　　　李元君　卢　颖　向爱群

主编简介

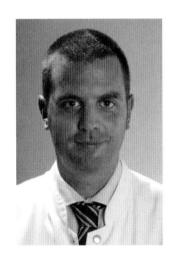

斯蒂芬·J. 林克,医学博士,毕业于德国海德堡鲁普雷希特–卡尔斯大学。他于 2000 年获得移植免疫学的博士学位。经过专业培训后,林克博士成为汉堡–埃彭多夫大学医学中心(UKE)眼科角膜和屈光科的首席外科医师。2006 年,他发起了 CareVision 和 UKE 之间富有成效的科学的临床合作。在担任了数年高级屈光外科医师和培训年轻专科医师后,他于 2014 年在大学校园成立了 zentrumsehstärke 培训中心。林克博士擅长的专业方向是角膜病,他可主刀包括角膜移植在内的所有治疗性和屈光性角膜手术。他的手术量巨大,过去 10 年内完成了超过 10 000 例的 LASIK 手术。他在屈光数据分析和圆锥角膜领域的研究多次获奖。2016 年,林克博士因其在一项无压平的角膜钻切术上的新研究而获得了卡尔–罗伯特·布劳恩斯博士(Dr.Karl–Robert Brauns)奖。

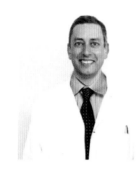

塔姆·卡茨,医学博士,在耶路撒冷出生并完成了学业。他从以色列和巴黎的医学院毕业,是眼科、眼前节及屈光外科的专家。自 2006 年以来,塔姆·卡茨一直担任西班牙和奥地利的 CARE Vision(每年超过 16 000 例屈光手术)的医疗主管。2009 年,卡茨博士加入了西班牙最大的眼科诊所集团(Clínica Baviera),该集团到目前为止已完成 60 多万例眼科手术。卡茨博士培训了数十名屈光外科医师,并在并发症管理和质量控制方面为他们提供支持。同时,他也是一名临床研究人员,在屈光角膜和晶状体手术领域发表了大量文章,并在德国汉堡的 UKE 大学医院担任高级外科医生,专攻眼前节病变和准分子激光治疗应用。

编者名单

Cesar Albarrán, OD Department of Refractive and Cataract Surgery,
Clínica Baviera, Castellon, Spain

Renato Ambrósio Jr., MD, PhD Instituto de Olhos Renato Ambrósio,
Rio de Janeiro, Brazil

VisareRIO, Rio de Janeiro, Brazil

Rio de Janeiro Corneal Tomography and Biomechanics Study Group,
Rio de Janeiro, Brazil

Brazilian Study Group of Artificial Intelligence and Corneal Analysis – BRAIN,
Maceio-Al, Brazil

Department of Ophthalmology, Federal University of São Paulo, Sao Paulo, Brazil

Julio Baviera, MD Department of Refractive and Cataract Surgery, Care-Vision,
Frankfurt, Germany

Fernando Faria Correia, MD Rio de Janeiro Corneal Tomography
and Biomechanics Study Group, Rio de Janeiro, Brazil

Life and Health Sciences Research Institute (ICVS), School of Health Sciences,
University of Minho, Braga, Portugal

ICVS/3B's-PT Government Associate Laboratory, Braga/Guimaraes, Portugal

Ophthalmology Department, Hospital de Braga, Braga, Portugal

Moatasem El-Husseiny Department of Ophthalmology, Saarland University
Medical Center UKS, Homburg/Saar, Germany

Jesper Hjortdal, MD, DMSci, PhD Department of Ophthalmology,
Aarhus University Hospital, Aarhus, Denmark

Anders Ivarsen, MD, PhD Department of Ophthalmology,
Aarhus University Hospital, Aarhus, Denmark

Toam R. Katz, MD, PhD Department of Ophthalmology, University Medical
Center Hamburg Eppendorf, Hamburg, Germany

CARE Vision Germany GmbH, Frankfurt/Main, Germany

Achim Langenbucher, Dipl.-Ing Department of Experimental Ophthalmology,
Saarland University, Homburg/Saar, Germany

Stephan J. Linke, MD, PhD Department of Ophthalmology, University Medical
Center Hamburg Eppendorf, CareVision, Hamburg, Germany

CARE Vision Germany GmbH, Hamburg, Germany

zentrumsehstärke, Hamburg, Germany

Andrea Llovet, MD Ophthalmology, Centro de Oftalmología Barraquer, Barcelona, Spain

Fernando Llovet, MD, PhD Department of Refractive and Cataract Surgery, Clínica Baviera, Madrid, Spain

Mercedes Martínez-del-Pozo, MD Department of Refractive and Cataract Surgery, Clínica Baviera, Madrid, Spain

Gonzalo Muñoz, MD, PhD Department of Refractive and Cataract Surgery, Clínica Baviera, Castellon, Spain

Julio Ortega-Usobiaga, MD, PhD Department of Refractive and Cataract Surgery, Clínica Baviera, Bilbao, Spain

Isaac Ramos, MD Rio de Janeiro Corneal Tomography and Biomechanics Study Group, Rio de Janeiro, Brazil

Brazilian Study Group of Artificial Intelligence and Corneal Analysis – BRAIN, Maceio-AL, Brazil

Hospital de Olhos Santa Luzia, Maceio-AL, Brazil

Theo Seiler, MD, PhD Institut für Refraktive und Ophthalmologische Chirurgie, IROC, Zurich, Switzerland

Berthold Seitz, ML, FEBO Department of Ophthalmology, Saarland University Medical Center UKS, Homburg/Saar, Germany

Johannes Steinberg, MD, PhD zentrumsehstärke, Hamburg, Germany

中文版序言

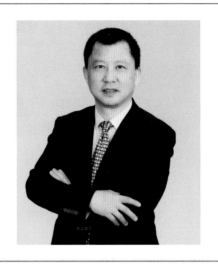

在与疾病博弈过程中,人类运用科技的手段不断让自己的生活变得更加坚实与充满活力。激光科技的运用为角膜屈光治疗领域带来了巨大的变革。从放射状角膜切开术,到准分子激光的应用,再发展到获诺贝尔奖的飞秒激光;从最开始的角膜表层屈光手术到角膜板层屈光手术,再到飞秒激光小切口基质透镜取出术(SMILE)、飞秒激光辅助的角膜移植术······30年来,激光在角膜屈光手术方面的创新与发展,无一不体现着科技的重要性。

激光手术带来的优点有目共睹,其先进性和精准性也得到医患的共同认可,但技术的快速更替过程中手术医师对相关手术方式及其并发症缺乏系统性认知的问题也日益显现,尤其是刚从事角膜屈光手术的年轻医师,有些只知道新手术的适应证,没有深入了解新旧手术更替的原因及各自的优势,以及术中、术后并发症的根本原因和正确的处理方式,而影响其相关工作的开展。目前相对缺乏全面覆盖各种角膜屈光术式和相关并发症的眼科专业书籍。本书通过文献复习及德国多眼科中心的临床数据,针对角膜屈光手术各术式的选择及对比,尤其是术中术后并发症的原因分析及处理建议进行了较为全面的阐述,是一本针对青年屈光手术医师的非常有意义的教科书。

本书主译文丹教授,现任中南大学湘雅医院眼科副主任,硕士研究生导师,中华医学会眼科学分会视光学组委员,中国医生协会屈光手术学组委员,湖南省医学会眼科学视光学与斜弱视学组委员,湖南省视光学会副会长,美国迈阿密大学 Bascom Palmer 眼科医院访问学者,湖南省医学会药物基因组转化医学专业委员会委员,*Xiangya Medicine* 杂志中青年编委。

文丹教授的团队长期从事角膜屈光手术的临床及学术研究,其在眼屈光方面具有较丰富的临床经验和扎实的理论基础,并且该团队具有良好的英文阅读和翻译能力,这些条件为其把握原文翻译的精准性奠定了坚实的基础。我诚挚地希望这本书能在提高年轻医师角膜屈光手术的临床水平方面起到积极的促进作用。

前　言

自准分子激光应用于角膜屈光手术开始，屈光性和治疗性激光应用领域便发生了巨大的变化[1]。角膜屈光手术是目前公认的安全有效的中低度屈光不正(即近视/远视/散光)手术的标准术式。目前已有的文献和数据表明,该手术具有较高的安全性和有效性。Price 等认为[2],在安全性和副作用方面,角膜屈光手术的风险与戴角膜接触镜相当。

然而,角膜屈光手术仍然可能发生并发症,这些并发症会降低手术的安全性和有效性。人为和技术性误差都可能是并发症的原因。因此,并发症管理过程中的第一步是精确检测和正确诊断并发症,然后进行针对性的处理。

以每年在全球范围内进行的数百万次角膜激光手术为依据,我们旨在提供一本有关角膜屈光性和治疗性激光手术中并发症及其管理的综合性教科书。

本书可能涉及的并发症包括术中角膜瓣制作风险、光学区域偏心、错误的激光参数输入以及术后并发症。其中,感染性角膜炎和角膜扩张是最严重的术后并发症,可能导致永久性失明。

尽管本书的重点是角膜激光手术的并发症,但有一章阐述了角膜地形图/断层扫描。因为了解和区分角膜的形态是否正常是屈光手术患者筛选的必要步骤。

在现有科学知识的基础上,建立关于角膜激光手术适应证/禁忌证和治疗的共识,可以显著提高手术效果和患者满意度。

本书的主要特点是介绍了从屈光到治疗全光谱激光的运用,包括准分子激光治疗和角膜移植手术。

已成熟的(PTK/PRK/LASIK/FemtoLASIK//Femto 和 Excimer KP)和新

兴技术(ReLEx/SMILE)均由各个领域经验丰富的专家负责编写。

我们预祝您在学术上取得丰富的成果和有一定的建树。

斯蒂芬·J.林克

塔姆·卡茨

参考文献

1. Reinstein DZ, Archer TJ, Gobbe M. The history of LASIK. J Refract Surg. 2012;28(4): 291–8.
2. Price MO, Price DA, Bucci FA Jr, Durrie DS, Bond WI, Price FW Jr. Three-year longitudinal survey comparing visual satisfaction with LASIK and contact lenses. Ophthal. 2016;123(8):1659–66.

目　录

第 **1** 部分

角膜屈光手术概述

第 1 章

准分子激光和飞秒激光在角膜应用中的过去、现在和未来

Stephan J. Linke

激光(受激辐射光放大)在眼科诊断和治疗方面有着悠久的历史。光凝最初是由汉堡大学医学中心(UKE)眼科诊所的 Meyer-Schwickerath 教授于 1949 年提出的[1,2]。这是全世界首次将太阳光转化为治疗性射线并应用于眼科治疗中的成功实践。但由于汉堡的天气阴晴不定,激光光凝源(阳光)的可用性既不稳定也不可靠。图 1.1 显示了每当阳光充足时,Meyer-Schwickerath 教授就会将光聚焦到患者的视网膜上进行视网膜光凝术。Meyer-Schwickerath 教授要重复数次治疗过程才能达到预期的光凝效果,使视网膜安全地贴附。

随着微波放大装置(微波激射器)的出现,眼科激光得以迅速发展。1960 年,Theodor Maiman 将红宝石激光器激发的激光首次应用于人体组织。有趣的是,Maiman 在几年后访问德国,接受了眼部激光治疗。1970 年,Basov 及其同事首次提出了准分子 (即激发的二聚体) 激光器的概念。Trokel 及其研究小组研发了 193nm 准分子激光并将其应用于屈光矫正[3]。而 Srinivasan(IBM Thomas J.Watson 实验室的光化学家)、Ron Krueger(当时的电气工程师和医科学生)和伦敦眼科研究所的 John Marshall 进一步加强了对准分子激光对角膜的影响性质的研究,并最终在放射状角膜切开术中用准分子激光代替了刀[4,5]。这为无刀角膜屈光手术奠定了坚实的基础。

1985 年,Theo Seiler 在德国施行了第一例大面积准分子激光消融手术,用于去除角膜瘢痕。经过广泛的临床前研究,McDonald 于 1988 年首次对一例即将摘除的人眼使用准分子激光治疗屈光不正[6,7]。

激光频率(通常用波长的倒数来描述,例如 193nm)、脉冲频率、脉冲能量、脉

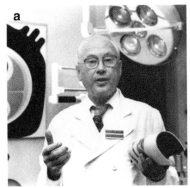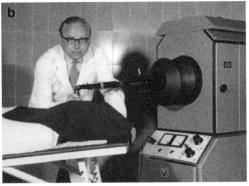

图 1.1　(a 和 b) Gerd.Meyer-Schwickerath 教授将激光束(阳光)聚焦到患者的视网膜上。
(Courtesy of Dr. Rolf Meyer-Schwickerath, MD)

冲持续时间、消融速率和通量决定了激光束的特性及其对角膜的连续影响。尽管在过去的 30 年中,准分子激光手术的"硬件"(ArF)一直保持不变,但激光束参数、激光光斑尺寸、消融轮廓和重复频率等方面都取得了很大的进展。

此外,眼球跟踪系统已得到改进,机器能够对眼睛进行七维跟踪。最初的屈光性准分子激光手术中角膜切削形态是非常粗糙的。在过去的 30 年里,硬件和软件方面齐头并进,使得手术的精准性得到了极大的改善。更尖端的角膜形态的评估技术(角膜地形图和光学相干断层扫描)以及先进的激光平台保证了手术的安全性和有效性。准分子激光能量有 3 种不同类型的激光平台输送方式。第一代激光系统使用了宽束激光。它们使用直径为 4mm 的全激光束和内部掩模或膜片进行定制激光消融束,但是激光消融束有时会产生未治疗区域,即所谓的中央岛[8]。与宽束激光系统相比,扫描狭缝激光使用较小的能够旋转的狭缝形激光束,并且能够处理散光和较大直径的消融区域。如今,大多数现代准分子激光器都具有飞点扫描联合精确的眼球跟踪系统,可进行更复杂的治疗,例如波前优化、角膜地形图和波前引导治疗。飞点扫描激光使用高频(500Hz)且直径小于 1mm 的小型圆形激光斑,并在空间及时间上彼此隔开,以避免热效应对角膜的损害。

总体而言,激光脉冲的频率、能量和持续时间是提高治疗速度、避免热效应和激光消融效应变化的重要参数。温度每升高 11°C,角膜激光消融所需的单位面积激光能量约为 $50MJ/cm^2$。低于阈值的激光通量切削会导致不规则和不完全的消融。角膜水化减少消融深度,而脱水会增加消融深度[9]。术者个性化处理(治疗时间、角膜瓣水合和处理)可以优化激光治疗的效果。Nomogramms 常数补偿了术中的角膜组织脱水。

准分子激光在角膜治疗中的应用

准分子激光的第一个治疗性应用是去除角膜表面瘢痕并改善复发性角膜糜烂(RCE)的上皮稳定性。第二个应用领域则是随着现代小光斑飞点激光系统和高精度角膜地形图的发展,不规则角膜可以得到精确的分析和治疗。第三个领域是准分子激光系统在角膜移植领域的应用。此技术是由 Naumann 教授首次应用,之后由 Seitz 教授及其同事进一步完善。

理解细胞和分子水平上激光与角膜组织之间复杂的相互作用是提高屈光手术有效性和安全性的必要因素[10]。角膜伤口的愈合情况是影响角膜屈光手术可预测性的最重要因素之一。角膜组织的生物学反应可导致上皮增生和基质重塑[11],并影响屈光稳定性以及屈光回退。

准分子激光屈光性角膜切削术(PRK)

PRK 手术去除中央角膜上皮最常见的方法是使用酒精(乙醇)短暂浸泡角膜后机械性去除上皮。也可以用钝的振荡刀片(Epi-LASIK)去除上皮,然后用准分子激光对角膜前基质进行切削。由于 PRK 术后疼痛感明显,视觉恢复缓慢,早期 Haze 发生率高,尤其在高度近视患者中更加明显[12],因此基质层 LASIK 手术得到应用[13]。LASIK 手术从本质上规避了前面提到的风险,但随之出现了一些与角膜瓣相关的并发症,并增加了角膜扩张的风险[9]。因此,一些眼科医师仍然认为准分子激光屈光性角膜切削术是治疗低至中度近视最安全的方法[14]。但是,术前必须考虑到较长的个体恢复时间(> 3 个月)。现代表面消融技术中丝裂霉素 C、现代小斑光飞点激光系统以及大光学区域的应用,降低了 PRK 术后角膜混浊 Haze 和屈光回退的风险[15]。

除了夜间眩光和 Haze,低至中度近视很少出现术后并发症。此外,据报道,患者术后满意度很高,大多数患者表示他们愿意再次接受这一手术[16]。

准分子激光原位角膜磨镶术(LASIK)

LASIK 一词最早于 1990 年由 Pallikaris 使用,手术过程是首先使用微型角膜刀制作一带蒂的角膜瓣,然后用准分子激光消融基质床并复位角膜瓣[13]。LASIK/FemtoLASIK 现在已成为世界上最常见的角膜屈光手术,与 PRK 相比,它几乎无痛并且视力恢复快[7]。这些优势在比较 PRK 和 LASIK 的文献中已有记载,但他们也强调了在治疗低至中度近视以及当采用波前像差引导/优化治疗以及飞秒激光制瓣等现代技术时[17],两种术式的准确性和安全性非常相似。尽管如此,由于 LASIK 对角膜切削更深,因此对患者进行仔细的术前筛查变得更加重要,以最大限度地减少罕见但严重的术后角膜扩张并发症的发生。

飞秒激光(FSL)

飞秒激光技术的出现,进一步拓宽了角膜基质层屈光手术的领域和应用。虽然该技术最初是为了进行基质层消融而研发的[18],但在 1999 年飞秒激光代替微型角膜刀辅助制作角膜瓣而成为飞秒激光运用于屈光手术的转折点。

FemtoLASIK 在全球不同地区的普及率差异很大,但约有 60% 的 LASIK 手术是 FemtoLASIK 手术。

飞秒激光使用的是固态钕玻璃激光源,并在近红外波长(1064nm)处施加超快(10~15s)聚焦脉冲,使在其焦点处产生光干扰。激光脉冲产生高强度电场,从而形成等离子态的自由电子和离子的混合物。然后等离子体迅速膨胀并取代周围组织。汽化的组织在激光束的聚焦下形成空化气泡,当激光气泡融合时实现组织消融。该过程称为激光诱导的光爆破(OBD),其结果是高精度的组织切割以及最低限度的组织破坏。随着技术的发展,激光发射频率从最初的 6kHz 逐渐增加到现在使用的 500kHz,以实现更快、更平滑的角膜消融。不同的飞秒激光平台在脉冲能量和频率、压平表面(平坦或弯曲)、激光传输(光栅或螺旋形)、角膜瓣制作时间和位移方面有所不同;但最主要的区别还是脉冲频率(kHz 对 MHz)和能量(μJ 对 nJ)的不同。

FSL 的初步应用已经取代了准分子激光原位角膜磨镶术(LASIK)中的显微角膜板层切开刀,提高了角膜瓣的制作精度[19]。同时,飞秒激光被应用于角膜基质环植入、散光性角膜切开术、角膜移植过程中的板层切割以及白内障手术。

飞秒激光基质透镜取出术(FLEX)与飞秒激光小切口基质透镜取出术(SMILE)

飞秒激光辅助下基质透镜取出术(FLEX 和 SMILE)的出现让我们对基质内组织消融有了新的认知。当前的主要问题是必须权衡微创和良好的生物力学稳定性与只能治疗相对有限近视、散光和远视两者之间的利弊。屈光手术医师之间对于残留屈光不正(基质层或表层)的最佳再治疗方案的选择仍存在争议。

飞秒激光角膜移植术

飞秒激光辅助角膜移植手术患者在术后随访 6 个月时散光有显著改善,并且可以更早地拆除缝线。但在最近的文献中显示,尽管由于某些方法的局限,飞秒激光辅助与手动机械刀辅助穿透性角膜移植术在散光和视力上并没有明显的差异[20]。因此,目前持反对飞秒激光辅助角膜移植的观点的人日益增多。应用不使角膜变形甚至无接触激光消融的眼表对接系统可能是解决当前问题的最佳选择。减少激光脉冲对周边组织损伤将有助于减少角膜内皮细胞损伤和胶原纤维的保存。飞秒激光辅助角膜移植术的第二个主要缺点是切割角膜瘢痕组织的能力有限。与 LASIK 手术不同的是,角膜移植术需要激光在角膜瘢痕组织内进行操作。临床实验显示,现有的飞秒激光辅助平台在非接触的模式下无法对角膜瘢痕组织如不透明的疱疹性角膜病变进行切除。

对于健康角膜的手术通常使用 800nm 和 1μm 波长的激光,而对于水肿和瘢痕化的角膜,Crotti 等建议对激光波长进行特定的优化[21]。

皮秒红外激光(PIRL)角膜移植术

中红外脉冲被证明可能是切开角膜(例如,角膜移植术)的有效工具[22]。其通过足够短的脉冲持续时间(300ps)将脉冲调谐到组织的一种主要振动状态(λ= 2.96μm),通过超快速振动弛豫来沉积热量,同时强度足够小从而避免等离子体的形成。有研究首次报道,在健康的捐献角膜上用中红外范围内的波长聚焦 3μm 范围可以制作无压痕的深板层切口。但仍需要通过对伤口愈合情况和体内实验来确认这种方法的前景。

总结

有趣的是,在角膜激光手术的进化发展中,从新的激光方法到新的屈光性激光手术的运用都有一个稳定的接替摆动过程。首先是准分子 PTK,然后是 PRK,以及基质层屈光手术(LASIK),紧接着则是针对圆锥角膜和角膜内皮失代偿的基质层移植手术[23,24]。而继最近的小切口基质透镜取出术之后[25,26],新的研究又对薄角膜的生物不稳定性引入了角膜基质透镜植入术[27]。

（杜凯旋 文丹 吴小影 译）

参考文献

1. Meyer-Schwickerath G. History and development of photocoagulation. Am J Ophthalmol. 1967;63(6):1812–4.
2. Meyer-Schwickerath G. Twenty-five years of photocoagulation. Trans Am Acad Ophthalmol Otolaryngol. 1973;77(1):OP3–5.
3. Trokel SL, Srinivasan R, Braren B. Excimer laser surgery of the cornea. Am J Ophthalmol. 1983;96(6):710–5.
4. Marshall J, Trokel S, Rothery S, Schubert H. An ultrastructural study of corneal incisions induced by an excimer laser at 193 nm. Ophthalmology. 1985;92(6):749–58.
5. Marshall J, Trokel S, Rothery S, Krueger RR. A comparative study of corneal incisions induced by diamond and steel knives and two ultraviolet radiations from an excimer laser. Br J Ophthalmol. 1986;70(7):482–501.
6. Seiler T, Bende T, Wollensak J, Trokel S. Excimer laser keratectomy for correction of astigmatism. Am J Ophthalmol. 1988;105(2):117–24.
7. Reinstein DZ, Archer TJ, Gobbe M. The history of LASIK. J Refract Surg. 2012;28(4):291–8.
8. Levin S, Carson CA, Garrett SK, Taylor HR. Prevalence of central islands after excimer laser refractive surgery. J Cataract Refract Surg. 1995;21(1):21–6.
9. McAlinden C. Corneal refractive surgery: past to present. Clin Exp Optom. 2012;95(4):386–98.
10. Spadea L, Giammaria D, Trabucco P. Corneal wound healing after laser vision correction. Br J Ophthalmol. 2016;100(1):28–33.
11. Reinstein DZ, Silverman RH, Sutton HF, Coleman DJ. Very high-frequency ultrasound corneal analysis identifies anatomic correlates of optical complications of lamellar refractive surgery: anatomic diagnosis in lamellar surgery. Ophthalmology. 1999;106(3):474–82.
12. Gartry DS, Kerr Muir MG, Marshall J. Excimer laser photorefractive keratectomy. 18-month follow-up. Ophthalmology. 1992;99(8):1209–19.
13. Pallikaris IG, Papatzanaki ME, Stathi EZ, Frenschock O, Georgiadis A. Laser in situ keratomileusis. Lasers Surg Med. 1990;10(5):463–8.
14. Ghadhfan F, Al-Rajhi A, Wagoner MD. Laser in situ keratomileusis versus surface ablation: visual outcomes and complications. J Cataract Refract Surg. 2007;33(12):2041–8.
15. Hofmeister EM, Bishop FM, Kaupp SE, Schallhorn SC. Randomized dose–response analysis of mitomycin-C to prevent haze after photorefractive keratectomy for high myopia. J Cataract Refract Surg. 2013;39(9):1358–65.
16. Guerin MB, Darcy F, O'Connor J, O'Keeffe M. Excimer laser photorefractive keratectomy for low to moderate myopia using a 5.0 mm treatment zone and no transitional zone: 16-year follow-up. J Cataract Refract Surg. 2012;38(7):1246–50.
17. Shortt AJ, Allan BD, Evans JR. Laser-assisted in-situ keratomileusis (LASIK) versus photorefractive keratectomy (PRK) for myopia. Cochrane Database Syst Rev. 2013;1:CD005135.
18. Niemz MH, Klancnik EG, Bille JF. Plasma-mediated ablation of corneal tissue at 1053 nm using a Nd:YLF oscillator/regenerative amplifier laser. Lasers Surg Med. 1991;11(5):426–31.
19. Kasetsuwan N, Satitpitakul V, Puangsricharern V, Reinprayoon U, Pariyakanok L. Comparison of performances of femtosecond laser and microkeratome for thin-flap laser in situ keratomileusis. Lasers Surg Med. 2016;48(6):596–601.
20. Daniel MC, Bohringer D, Maier P, Eberwein P, Birnbaum F, Reinhard T. Comparison of long-term outcomes of femtosecond laser-assisted keratoplasty with conventional keratoplasty. Cornea. 2016;35(3):293–8.
21. Crotti C, Deloison F, Alahyane F, Aptel F, Kowalczuk L, Legeais JM, et al. Wavelength optimization in femtosecond laser corneal surgery. Invest Ophthalmol Vis Sci. 2013;54(5):3340–9.

22. Linke SJ, Frings A, Ren L, Gomolka A, Schumacher U, Reimer R, et al. A new technology for applanation free corneal trephination: the picosecond infrared laser (PIRL). PLoS One. 2015;10(3):e0120944.
23. Busin M, Arffa RC. Microkeratome-assisted mushroom keratoplasty with minimal endothelial replacement. Am J Ophthalmol. 2005;140(1):138–40.
24. Busin M. A new lamellar wound configuration for penetrating keratoplasty surgery. Arch Ophthalmol. 2003;121(2):260–5.
25. Sekundo W, Kunert K, Russmann C, Gille A, Bissmann W, Stobrawa G, et al. First efficacy and safety study of femtosecond lenticule extraction for the correction of myopia: six-month results. J Cataract Refract Surg. 2008;34(9):1513–20.
26. Blum M, Taubig K, Gruhn C, Sekundo W, Kunert KS. Five-year results of Small Incision Lenticule Extraction (ReLEx SMILE). Br J ophthalmol. 2016;100(9):1192–5.
27. Ganesh S, Brar S. Femtosecond intrastromal lenticular implantation combined with accelerated collagen cross-linking for the treatment of keratoconus – initial clinical result in 6 eyes. Cornea. 2015;34(10):1331–9.

第 **2** 章

安全性、可预测性和有效性的标准化评估

Toam R. Katz

如何衡量手术是否成功？

屈光手术的目标可以定义为在没有视觉辅助设备的情况下达到最佳视力。但这个定义只答对了一部分。在评估以美容为主的非治疗性手术的成功性时，我们的目标应该是满足患者的主观期望。这些主观期望值不仅仅是视力（VA）达到20/20 或我们通常表述的 1.0，还与许多社会、心理和文化因素有关，这些都可能影响患者的"满意度"。一些眼科医师基于此原则，将其目标定为"20/快乐"，作为对公认的 1.0 或美国视力表中"20/20"视力的解释。这意味着患者如果对他的视力满意，我们就可以将其视为"成功"。量化满意度可以通过不同的满意度调查来完成，包括精心设计的调查问卷，要求患者在手术前后的某个时间点完成以进行更好的验证。许多研究使用"生活质量"问卷或"满意度结果"问卷，比较患者进行角膜屈光手术后的满意度。虽然对小部分特定的近视或远视人群进行了主观满意度研究，但并没有任何主观检查结果被纳入作为屈光手术的评价标准。同时，这些研究的结果也不一致，并非所有研究都报告角膜屈光手术患者的满意度很高。

即使我们忽略主观满意度的问题，而仅关注术眼或双眼视力，我们也必须记住视力检测会随着时间和患者精神状态的变化而变化。同时，我们也会忽略其他非常重要的视觉参数，例如夜间视力、对比敏感度、色觉、视野、立体视，光晕和眩光。这些非视力参数检测需要耗费大量的时间，并且在屈光手术中心没有标准化参考值。其中一些视觉质量如夜间视力、对比敏感度、眩光和光晕可能与高阶像差

(HOA)的参数变化有关,这在本书之后的章节中会予以讨论。

视力参数

为了清晰地比较屈光手术的结果,我们将在以下各章中使用最简单、最广泛测量,并分析远距视力(VA)的参数。

VA 一般以十进制和 logMAR 标准进行测量,这是同行评审研究的标准。小数点表示的 VA1.0 即 LogMAR 0。Snellen 视力表使用的是十进制 VA 表示方法,将视角从十进制的 0.1 加倍到 0.13、0.16、0.2、0.25,依此类推,直到 1.0 以上。

我们用增加或者减少 Snellen 视力表的行数来衡量 VA 的变化,其中 VA 从 1.25 下降到 0.8 意味着 Snellen 视力下降 2 行,而从 0.32 到 0.63 的增加意味着 Snellen 视力升高了 4 行。完整的视力转换表将十进制视力和 LogMAR VA 与其他传统 VA 标度进行了比较[1]。

当我们评估老花眼的视力时,应使用公认的视力术语表示,如远距离、中距离和近距离视力,有或无视觉辅助以及单眼还是双眼视力。

本书将使用以下视觉敏锐度术语和缩写(表 2.1)。

安全性和有效性参数

基于同一眼睛手术前后的视力,我们可以回顾性地定义手术的安全性和有效性。如果术后 UDVA 等于甚至超过术前 DCVA,我们可以将其定义为手术有效。有效性指数(EI)定义如下:

有效性指数=手术后 UDVA/手术前 DCVA

因此,EI 大于或等于 1.0 表示手术非常有效。

如果术后 EI 较低,术后 DCVA 仍有可能更好。但若术后 DCVA 低于术前 DCVA,则表示眼睛已经失去了一定的视觉潜能,并受到了损害。同样,我们定义安全性指数(SI):

安全性指数=手术后 DCVA/手术前 DCVA

安全性和有效性也可以用手术前后十进制视力的减法描述。我们可以展示 UDVA 和 DCVA 变化的百分比(上升或下降),并将其按 Snellen 视力表或十进制 VA 分组,如以下的标准图[2]表所示(图 2.1 和图 2.2)。

表 2.1　视力术语和缩写

UDVA	未矫正远距离视力
UIVA[a]	未矫正的中距离视力
UNVA[a]	未矫正的近距离视力
Binocular UDVA	双眼未矫正远距离视力
Binocular UIVA[a]	双眼未矫正的中距离视力
Binocular UNVA[a]	双眼未矫正的近距离视力
DCVA	矫正远距离视力
CIVA[a]	矫正的中距离视力
DCIVA[a]	远矫正后的中距离视力
CNVA[a]	矫正的近距离视力
DCNVA	远矫正后的近距离视力
Binocular DCVA[a]	双眼矫正远距离视力
Binocular CIVA[a]	双眼矫正的中距离视力
Binocular DCIVA[a]	双眼远矫正后中距离视力
Binocular CNVA[a]	双眼矫正的近距离视力
Binocular DCNVA	双眼远矫正后的近距离视力

Adapted from Kohnen [4] with permission.

[a] 指定测量距离。

图 2.1 显示了术后的 DCVA 变化，反映了手术的安全性。图 2.2 显示了术前 DCVA 与术后 UDVA，反映了手术的有效性。

屈光度变化的可预测性

我们希望尽可能安全和有效地改变的另一组参数是屈光参数。我们使用屈光度(D)来表示球镜和柱镜的大小，用角度来表示柱镜的轴向。我们使用以 0.25D 和 1°轴为基本递加，尽可能精确地显示主觉验光结果。尽管我们的电脑验光和激光设备可以达到更精准的屈光度数，但习惯上我们仍然使用 0.25D 递加来分析结果。

屈光手术的可预测性就是将目标球镜、柱镜和轴向与实际变化量进行比较。一个非常粗略但易于使用的屈光参数是等效球镜(SE)。SE ＝(球镜度数)+1/2(柱镜度数)，并且与角膜表面的目标平均弯曲度或术后获得的陡轴和平轴相关。我们

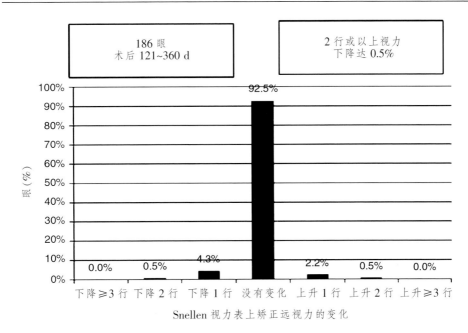

图 2.1 手术后 DCVA 与手术前 DCVA 相比，上升或下降的 Snellen 视力行数眼睛的百分比示例(安全性获得视力行数)。

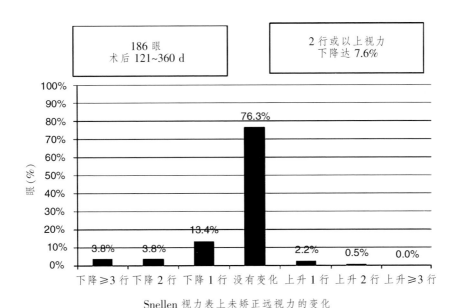

图 2.2 手术后 UCVA 与手术前 DCVA 相比，上升或下降的 Snellen 视力行数眼睛的百分比示例(有效性获得视力行数)。

通过使角膜中央变平来矫正近视。角膜太过扁平会导致近视过矫,而角膜太陡则会导致近视欠矫。相反,我们通过使角膜变陡来矫正远视,角膜太过扁平会导致远视欠矫。完美的可预测性意味着经过一定的愈合时间后,手术眼 100% 达到术前目标屈光度,并且在术后较长的时间内保持正视。当我们评估 SE 或球镜变化的可预测性时,与目标之间的最大偏差为 0.25D 以内被认为是良好的,而与目标之间的最大偏差为 0.5D 仍然可以接受。众所周知,临床上矫正高度近视和高度远视会随着时间的推移降低屈光结果的可预测性和稳定性。图 2.3 和图 2.4 显示了目标 SE 与实际 SE 的可预测性,当假设目标屈光度是正视时,下列图表显示术后达到零 SE 的百分比。

屈光度随时间的可预测性反映了术后的稳定性。在以下示例中,我们再次看到了 SE 的稳定性,而不是单独的球镜或柱镜(图 2.5 至图 2.7)。

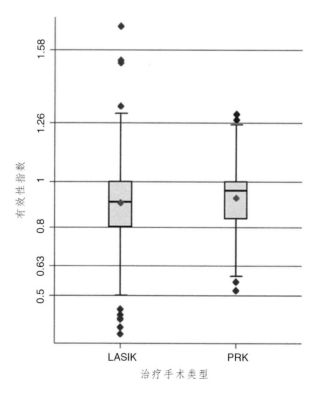

图 2.3　使用 Tukey 箱型图比较 LASIK 与 PRK 的有效性指数(EI)的示例。灰色框描述了四分位数间距(IQR),包括第一、第二和第三四分位数,水平线是中位数,红色方块是平均值。Whiskers 延展线分别为 Q1−1.5×IQR 和 Q3+1.5×IQR。黑色方块描述了离群值。

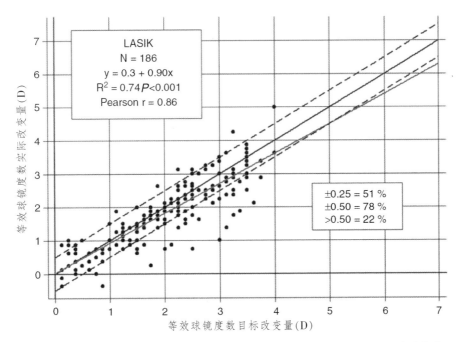

图 2.4　LASIK 术后等效球镜的可预测性示例。黑实线代表完美的可预测性，虚线代表 0.5D（78%）的偏差。黑线下方的区域表示欠矫，上方的区域则表示过矫。红线为回归线，常数为 0.3D，斜率为 0.9。

柱镜矫正的可预测性

　　根据定义，SE 是一个比较粗略的屈光状态的参数。例如，当术后屈光度为 −0.25=+0.50×120° 或 −2.0=+4.0×16° 时，它们的 SE 都显示为 0D，并在上图中显示为具有良好的手术可预测性。

　　柱镜矫正的可预测性需要不同的工具。我们可以像显示球镜或 SE 结果一样用度（D）来计算柱镜大小的可预测性。但我们同时还需要描述柱镜轴位。我们使用矢量工具来分析柱镜的大小和轴位，这些矢量工具可分析在轴位上预测的度数变化。同方向轴上的柱镜变化太大意味着柱镜过矫，而垂直轴上的柱镜变化太大则会导致柱镜欠矫。由于矢量代数使用 360° 圆周，而屈光度数仅使用 180° 圆周，因此 Alpins 研发了双角矢量分析法，我们也建议使用双角矢量分析法以及有效性和可预测性参数来进行屈光手术的柱镜矫正[3]。使用目标矫正的散光（TIA）和实际矫正的散光（SIA）来计算偏差矢量（DV），该偏差矢量是球镜度数中欠矫或过矫的对应值。

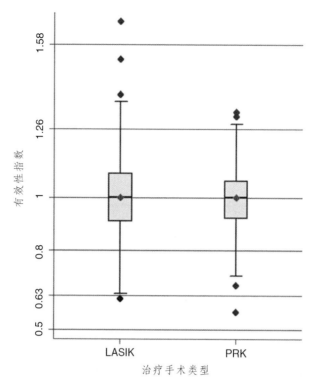

图 2.5　LASIK 与 PRK 安全指数的 Tukey 箱型图示例。两种手术方式的均值和中位数 SI 为 1.0。

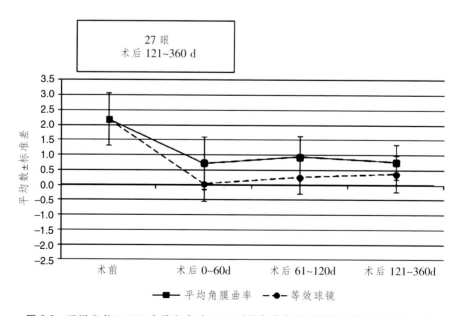

图 2.6　远视患者 LASIK 术前和术后 360d 平均角膜曲率和等效球镜的稳定性示例。

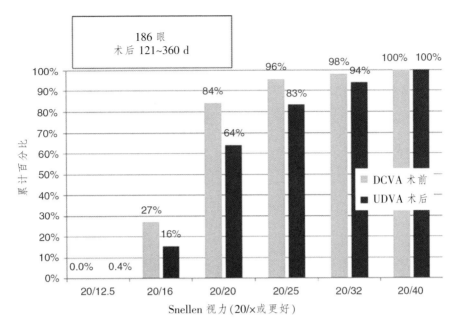

图 2.7　以百分比表示的所有术前矫正视力和术后未矫正视力示例。20/20 等于小数视力 1.0 和 LogMAR 视力 0。

复杂屈光手术的安全性、有效性和可预测性

　　本书讨论了各种并发症及其预防和处理方法。当然,我们讨论的是罕见的病例,并不代表大规模队列和实验对照组。当我们描述不规则散光或瘢痕角膜时,屈光数据通常不够精准。我们只能使用基于 VA 的常见安全性和有效性指标和 Snellen 视力变化以及描述性参数来分析并发症管理的有效性。

(杜凯旋 文丹 译)

参考文献

1. Holladay JT. Visual acuity measurements. J Cataract Refract Surg. 2004;30:287–90.
2. Waring GO. Standard graphs for reporting refractive surgery. J Cataract Refract Surg. 2000;16:459–66.
3. Alpins N. A new method of analyzing vectors for changes in astigmatism. J Cataract Refract Surg. 1993;19:524–33.
4. Kohnen T. New abbreviations for visual acuity values. J Cataract Refract Surg. 2009;35:1145.

第 3 章

LASIK 的安全性、可预测性和有效性

Toam R. Katz

LASIK 手术因其低并发症和高精确度在全世界广泛开展。本书介绍了一些罕见的手术并发症并成功处理的案例,这将有助于提高在健康角膜上实行准分子激光手术的接受度。与许多手术一样,准分子激光手术在过去 25 年中积累了大量的经验,并通过以下两种主要方式提高了 LASIK 的疗效:①逐步引入新的角膜制瓣技术、更好的眼球追踪系统、更快的飞秒激光系统和精确的微型角膜板层切开刀(MK);②明确 LASIK 手术屈光治疗范围和合适人群,从而避免了一些高风险治疗。本书中单独介绍的新技术"飞秒激光小切口基质透镜取出术"(SMILE)就是一个很好的例子。

为了更好地理解本书中提到的并发症的影响,人们需要先了解常规 LASIK 的预期值、手术的安全性,有效性和可预测性将通过"安全性、可预测性和有效性的标准化评估"一章中讨论的标准化工具进行简单介绍。

在过去的 25 年中,FS-LASIK 和 MK-LASIK 的成功为 LASIK 技术提供了有力的支持和改进。技术的进步使这两种现代方法与 10 年前相比有了更好的疗效。2010 年以来的文献(简要概述如下)显示,在所有准分子手术平台上,LASIK 手术的术后疗效均有效、安全、可预测。真正影响 LASIK 手术结果的最大因素不是手术平台选择或角膜瓣的制作,而是术前屈光状态。此外,其他术前情况,例如年龄、干眼患者的期望值也会影响术后结果。

LASIK 在低度近视中可预测性和安全性最高,而在高度近视和远视中则预测性和安全性降低。因此 LASIK 手术的效果与屈光状态有关。

LASIK 矫正低度和高度近视合并散光的术后疗效

近视可以按其等效球镜度数(MRSE)分为低度近视组(0~3D)、中度近视组

(3.01~6D)、高度近视组(6.01~9D)和超高度近视组(> 9D)。与低度近视矫正相比,高度近视手术需切削更多的基质组织,并导致更大的 HOA,这使术后早期视力预测性下降,长期视力出现回退。一个对 1280 例近视散光患者[1]进行的系列 FS-LASIK 手术研究显示,所有患者均无并发症,所有术后早期疗效均非常好。低、中、高和超高度近视组的 EI 分别为 1.04、1.03、0.97、0.96,SI 的范围为 1.07~1.04。仅在高度近视(1.0%)和超高度近视(2.3%)中发现 2 行安全线下降。这些结果与用扫描光斑或可变光斑和高频率的其他准分子激光平台类似。频率为 500Hz 的 FS-LASIK 手术对高度近视矫正结果类似[2],只有 1/52 的眼术后视力下降了 1 行,在 0.5D 内的可预测性达到 84.3%。对 356 眼低到高度近视合并散光实行 MK-LASIK,0.5D 的可预测性达 96%,并且没有一例术后下降 2 行[3]。2012 年的一篇回顾性研究[4]对 15 篇文章进行了 Meta 分析,对 3679 眼分别行 MK-LASIK 和 FS-LASIK,两种术式的安全性(下降两行)、有效性(患者的 UDVA 达到 1.0 或更高)和等效球镜的可预测性无显著差异。

LASIK 矫正散光的疗效

为了矫正散光,我们需要对度数和柱镜的轴向进行精准的消融。眼球旋转可能导致球镜与柱镜消融时发生相互影响。需矫正的散光越高,由即使很小的眼球旋转引起的误差也会越大。现代激光手术平台[5]可修正眼球旋转或通过基于虹膜或角膜缘的眼球追踪系统追踪眼球,精准度达 1.5°。

非常低度的散光矫正也存在一些问题。角膜愈合可能导致非对称性微小变化而产生 0.25D 的散光,从而使低度散光过矫[6]。散光主要由角膜前表面产生。角膜后表面散光和眼内散光(眼内残余散光,ORA)可能会降低准分子手术的有效性[7]。除消融模式外,蒂部位于角膜上方或鼻侧也可能影响术后散光[8]。

散光矫正的疗效不用 SE 评估,而应通过矢量参数进行分析。对 46 例近视和 52 例远视并合并 ≥2D 散光的眼行 FS-LASIK 手术,术后有 28% 的患眼散光欠矫,在远视散光眼中尤其明显[9]。

LASIK 矫正远视的疗效

LASIK 矫正远视眼有两个主要缺点:术后变陡的角膜会降低 DCVA 和视觉质量;远期术后角膜趋于扁平回弹导致远视欠矫。在对 30 岁以上正常人群的长期随访中(Blue Mountain 眼科研究所,Beaver dam 眼科研究所),我们发现远视在逐年进展,这在高度远视矫正中更为常见。因此,LASIK 用于近视矫正的建议上限是 8D,而矫正远视建议不超过 3~4D[10]。在最近一项对 3 年 86 例 LASIK 治疗远视的随访中,EI 为 0.94,可预测性在 0.5D 以内的为 70%,3 年内有 36% 的患眼存在超过 0.5D 的屈光回退,有 5 眼术后视力下降了 1 行或多行[11]。29% 的患者需要再次手术。

以往的经验证明,在安全范围内进行 LASIK 手术具有非常好的预测性,而对于预期结果不理想须再次手术的操作和用药与初次手术类似。现代 LASIK 手术术后 0.5D 的可预测性在 97% 的范围内。

(杜凯旋 文丹 译)

参考文献

1. Tomita W, Yukawa N, Nakamura M. Safety, efficacy, and predictability of laser in situ keratomileusis to correct myopia or myopic astigmatism with a 750 Hz scanning-spot laser system. J Cataract Refract Surg. 2014;40:251–8.
2. Alio JL, Vega-Estrada A, Pinero DP. Laser-assisted in situ keratomileusis in high levels of myopia with the Amaris Excimer laser using optimized aspherical profiles. Am J Ophthalmol. 2011;152:954–63.
3. Arbelaez MC, Aslanides IM, Barraquer C, Carones F, Feuermannova A, Neuhann T, Rozsival P. LASIK for myopia and astigmatism using the Schwind Amaris excimer laser: an international multicenter trial. J Refract Surg. 2010;26:88–98.
4. Chen S, Feng Y, Stojanovic A, Jankov MR, Wang Q. IntraLase femtosecond laser vs mechanical microkeratomes in LASIK for myopia: a systematic review and metaanalysis. J Refract Surg. 2012;28(1):15–24.
5. Mosquera V. Effects of torsional movements in refractive procedures. J Cataract Refract Surg. 2015;41:1752–66.
6. Frings A, Katz T, Richard G, Druchkiv V, Linke SJ. Efficacy and predictability of laser in situ keratomileusis for low astigmatism of 0.75 diopter or less. J Cataract Refract Surg. 2013;39(3):366–77.
7. Frings A, Richard G, Steinberg J, Skevas C, Druchkiv V, Katz T, Linke SJ. LASIK for spherical refractive myopia: effect of topographic astigmatism (ocular residual astigmatism, ORA) on refractive outcome. PLoS One. 2015;15:10(4).
8. Katz T, Frings A, Richard G, Steinberg J, Druchkiv V, Linke SJ. Flap-induced astigmatism in eyes with sphere myopia correction: superior hinge using a rotating microkeratome versus nasal hinge using a linear microkeratome. J Cataract Refract Surg. 2015;41(6):1160–7.
9. Ivarsen N. Hjortdal, laser in situ keratomileusis for high astigmatism in myopic and hyperopic eyes. J Cataract Refract Surg. 2013;39:74–80.
10. http://aad.to/krc/qualit.pdf (German language).
11. Plaza-Puche AB, Pilar Y, Samuel A-M, Alió JL. Three-year follow-up of hyperopic LASIK using a 500-Hz excimer laser system. J Refract Surg. 2015;31(10):674–81.

第 **4** 章

SAT的安全性、可预测性和有效性

Toam R. Katz

现代 PRK 手术

　　表层消融手术具有不同的名称和起源。当今使用最广泛的方法包括以下步骤：用 20% 的酒精(乙醇)溶液松脱并移除上皮，暴露 Bowman 层，用准分子激光对 Bowman 和基质层进行消融，在预先确定的时间内使用 0.02% 的 MMC 以预防 Haze。有些术者仅将 MMC 用于较厚的角膜消融，而另外一些术者则常规使用。去除角膜上皮瓣(去角膜上皮瓣技术)，术后角膜佩戴角膜绷带镜并局部点眼治疗。该方法在文献中被描述为 PRK、LASEK 或表面消融技术(SAT)。为了简化讨论，我们将采用广泛使用的术语 PRK。与 PRK 相比，其他去除角膜上皮的方法，如类似 MK 的自动角膜上皮刀(Epi-K、Epi-LASIK)或直接消融角膜上皮(Trans-PRK、PTK)的手术方式并没有明显的优势，因此未用于描述标准的 SAT。本书介绍了当代的屈光手术技术而不是更老的手术方式。以前的 PRK 手术由于角膜基质 Haze 的产生以及 5mm 或更小的光学区导致术后安全性低，屈光回退导致有效性低下。现代 PRK 手术通常使用 6.5mm 或更大的大光学区域以及 MMC 来防止 Haze 和屈光回退的发生。

　　本书重点介绍了角膜屈光手术的并发症，包括 PRK 的并发症。PRK 的适应证主要是节省角膜组织，没有因为角膜瓣产生的短期和长期并发症，这里将不再赘述。为了理解本书所提出的并发症的影响，我们就必须清楚对常规的现代 PRK 手术的期望。安全性、有效性和可预测性将通过"安全性、可预测性和有效性的标准化评估"一章中讨论的标准化工具进行简短介绍。

　　与选择 LASIK 手术的患者相比，选择 PRK 手术的患者通常由于角膜厚度要求较低、更不规则的角膜地形以规避术后角膜扩张，以及期待矫正更高的屈光度数而放弃 LASIK 手术。而这种偏向性选择将导致 PRK 手术较 LASIK 手术有更低的有效性和安全性。在手术步骤方面,LASIK 和 PRK 的准分子激光消融本质是相同的;因此,手术的有效性和安全性的差异仅取决于 LASIK 的角膜瓣愈合与 PRK 的基质和上皮愈合的不同。实际上,有效的 MMC 辅助的常规 PRK 与 LASIK 术后疗效无差异。它们的差异主要取决于目标屈光度,低度和中度近视具有更好的可预测性,而高度近视、高度散光和远视中可预测性较差。

PRK 的安全性和有效性将在远视和近视中分别介绍。

PRK 矫正远视和远视散光

少有研究报道现代 PRK 手术(即具有快速眼球追踪系统,6.5mm 或更大的大光学区,现代先进的消融技术和 MMC 的使用)在矫正远视方面具有极好的安全性和极高的精确度。典型的过矫会在几周内恢复正常,超过 6 个月的长期结果显示屈光具有良好的稳定性和可预测性。远视 PRK 术后 Haze 发生率低,而且不影响视轴,这与近视 PRK 不同。它可能导致屈光回退和散光的发生,但不降低 DCVA。几种远视性 PRK 手术的研究总结如下。

一项前瞻性研究[1]分析了 14 例患者的 28 眼,术前 SE 为(+2.71±0.72)D(范围:+1.50~+4.50D),所有眼均接受消像差模式的 LASEK 手术,MMC 应用 35s,光学区直径为 6.7mm。术后 1 年,平均 SE 为(0.03±0.30)D(范围:-0.53~+0.50D),其中 13 眼的 SE 范围为-0.13~+0.13D,所有 28 眼 SE 均在±0.50D 之内。术后 1 年,UCVA 平均值为-0.03±0.09 logMAR,有效性指数和安全性指数均为 1。术后 SE 在 1 个月、3 个月、1 年时处于稳定。

另一项 PRK 的研究[2]针对 47 例 70 只远视眼(SE 范围:0~+5D),采用 7mm 光学区的保存角膜上皮瓣 LASEK 手术。术后 12 个月时,平均 SE 为+0.09D(范围:-0.75~+1.00D),所有眼均在预期矫正度数的±1.00D 范围内,60 眼(86%)在±0.50D 之内。在 24 个月的随访中,40 眼在术后 6 个月时屈光度数保持稳定。12 个月后 Haze 的发生率为 11%。安全指数为 1.06,有效性指数为 0.95。高阶波前像差分析显示,除四阶球差显著降低外,均方根值无明显变化(P<0.05)。

另外一种去除上皮层的方法不是通过机械去除,而是在屈光消融的步骤中一起完成的 PRK 术式(一步法 Trans-PRK),可以使用 Amaris 500Hz 准分子激光平台完成[3]。激光消融深度是基于人群的角膜上皮厚度分布、角膜中央厚度(50μm)和周边角膜厚度(65μm)来调节能量大小,均匀地去除角膜上皮。在德国和伊朗做该手术时未使用酒精（乙醇），光学区域为 6.8~7.6mm，MMC 应用时间为 5~30s。31 例 55 眼睛的 SE 为（+2.56±0.19）D（+0.5~+6.0D），且散光最大值为 3D，术后 1 个月存在典型的短暂性过矫，术后 6 月内屈光回退约 1D，但随后稳定。6~12 个月平均回退值仅为每月 0.004D。在伊朗进行手术的术眼在 12 个月后的有效性和安全性优于德国术眼，±0.5D 的可预测性分别为 100% 和 64%，±1D 的可预测性分别为 100% 和 79%。12 个月后，所有 DCVA 下降均未超过 1 行。伊朗和德国手术患者的显然验光性分别为 0 ±0.06 和 0.08 ±0.16（LogMAR）。1 年后，在 100% 的伊朗术眼和 46% 的德国术眼中，UDVA 达到 LogMAR 0.1 或更高。与预期的一样，与低度远视相比，>+3D 远视眼术后 1 年更倾向于屈光回退和欠矫。

PRK 矫正近视和近视散光

随着时间的推移，PRK 已被证实有着非常稳定的角膜曲率和良好的治疗效果。少数 10 余年的随访研究提示 PRK 的低可预测性，反映了早期 PRK 技术的代表性问题主要是屈光回退。而在现代文献中，现在的 PRK 具有更好的可预测性和有效性。

PRK 通常适用于厚度小于 500μm 的角膜。在 10 年的随访中[4]，对 75 例最小厚度为 438~499μm 的近视眼（SE 范围：-2~-14D）进行了观察，术后 UDVA 较术前改善，角膜曲率稳定且角膜无扩张。安全性指数始终大于 0.9 并且不断提高，这可能和 Haze 的消退有关。有效性指数稳定在 0.8 左右。术后 10 年，40% 术眼的屈光度在 ±0.5D 以内，57% 术眼在 ±1.0D 以内。40% 术眼需要接受重新治疗。

自 2010 年开始的一项回顾性研究[5]对 29 例近视患者的 42 眼进行单纯 PRK 手术（32% 眼因二次手术被排除在研究范围外），包括中度、高度和超高度近视合并散光（SE：-2.25~-14.125D），光学区为 6mm，未使用 MMC，术后 10 年结果显示，平均屈光回退为（0.51±1.78）D，Haze 发生率极低，且 DCVA 下降不超过 1 行。17/42 眼的 UDVA 为 1.0 或更高，而 35/42 眼的 UDVA 为 0.5 或更高。95% 的眼 DCVA 相同或有所改善。这项研究报告了角膜内皮细胞的丢失率（10 年为 8.3%）略高于同年龄人群。

虽然中央角膜 Haze 可能会降低安全指数，但与远视矫正不同的是，近视 PRK 的结果稳定得较早，且不容易屈光回退，这种不同并没有使得两种手术存在优劣之分。

最近的一项前瞻性病例对照研究[6]比较了经上皮 PRK（tPRK）治疗的 93 例患

者共 173 眼,与标准的酒精辅助的去上皮 PRK(aaPRK)55 例患者共 103 眼的近视散光 (SE:−1~−9.5D) 矫正的结果。所有患者均用现代激光平台(Schwind Amaris)对术眼进行激光消融,并应用 MMC 2min。3 个月后,两种手术方式的结果并无明显差异:97%~94% 术眼具有 LogMAR 0 或更高的 UDVA,13% 和 21% 术眼丢失 1 行 DCVA,30% 和 31% 术眼获得 1~2 行 DCVA 的提高。tPRK 组术后 3 个月的 SE 为(−0.14±0.26)D,aaPRK 组为(−0.12±0.20)D。

裂隙灯下 Haze 发生率较低,分别为 14% 和 9%。Haze 和其他并发症在 tPTK 和 aaPRK 无显著差异。

LASIK 和 PRK 的有效性比较

早期 LASIK 可出现术后角膜扩张,早期的 PRK 术后角膜混浊形成,这些问题至今仍影响着准分子激光消融角膜屈光手术。目前这两种术式的安全性和有效性都得到了提高并被相提并论。现在的讨论是我们希望既能拥有 LASIK 的快速恢复,又能在高度数消融中节约基质组织并避免发生角膜瓣风险的需求。从长远来看,究竟哪种术式的可预测性更好、更安全呢?

PRK 与 LASIK 矫正远视和远视散光

遗憾的是,目前还没有比较 LASIK 和 PRK 矫正远视的随机对照研究。2000—2012 年,仅有 5 篇非随机对照研究发表。所有研究均显示,与 LASIK 相比,PRK 术后一周出现疼痛和视力恢复慢。但是,两种方法的长期有效性和安全性类似。

对 200 例远视眼行 PRK 手术和对 186 例行 LASIK 手术的为期 2 年的前瞻性随访研究[7]显示,两种手术方式均导致 1% 的眼矫正视力下降 2 行,4.5% 的 PRK 和 1.6% 的 LASIK 出现了相关并发症。1999 年的这项研究可能反映了非现代 PRK 手术的弊端。之后 2003 年的一项研究 [8] 也显示,对于远视和远视散光共 41 眼行 PRK 手术,24 眼行 LASIK 手术(球镜:+1~+6D,柱镜:+0.5~+4D),两者具有相似的安全性和有效性。术后早期 PRK 有 19.5% 的轻微 Haze 及过矫 (暂时性近视)。LASIK 或 PRK 均不会有超过 2 行的 DCVA 下降。由于屈光结果是由角膜地形的变化引起的,远视 PRK 或 LASIK 手术不引起角膜散光。不规则散光可能会降低术后 DCVA。一项包括 18 人 36 眼的队列研究[9]中,球镜范围为+1~+4D。每例患者的第一眼均进行未使用 MMC 的 PRK 手术,而另一眼则于 3 个月后进行 LASIK 手术。6.5mm 光学区的单纯球镜激光消融是通过带有 10Hz 脉冲的遮蔽膜片完成的,其精度不如当今使用的现代消融技术。PRK 和 LASIK 术后 1 年后诱导的不规则角膜散光均高于术前并类似。

"波前像差优化"的激光消融旨在不引起新的 HOA 的情况下校正低阶像差。该波前像差优化方法已被我们的小组临床广泛使用。我们对 186 例 LASIK 和 78 例 PRK 远视患者(每例患者随机选择 1 眼)进行了研究[10],发现手术后 4~12 个月的结果相似。LASIK 的平均 EI 为 0.91±0.20,PRK 的平均 EI 为 0.93±0.16。两组 SI 分别为 1.00±0.14 和 1.0±0.13。术后 UDVA 分别为 LogMAR 0.06±0.12 和 0.04±0.09。LASIK 术眼可预测性在 0.5D 内的是 78%,而 PRK 为 77%(图 4.1 和图 4.2)。在 LASIK 和 PRK 手术中,远视度数越低,可预测性越好,而远视度数越高,退变率也越高。

PRK 与 LASIK 矫正近视和近视散光

2012 年开始的一项随机研究[11]中,在 45 只近视眼(SE 为-6~-8D)中随机选择 20 眼行无 MMC 的 PRK 治疗,另外 25 眼行显微角膜板层切开刀制瓣厚度为 130μm 的 LASIK 治疗,激光消融方式相同。有 9 例 PRK 患眼和 7 例 LASIK 患眼完整随访 7 年。1 年时,PRK 的角膜曲率稳定,而 LASIK 的角膜屈光度逐渐增加。

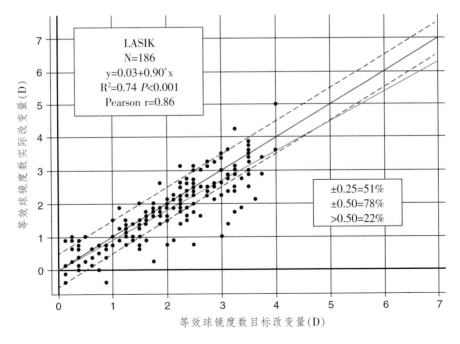

图 4.1　远视患者 LASIK 手术的可预测性。

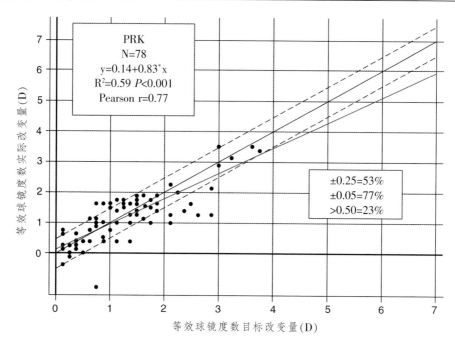

图 4.2 远视患者 PRK 手术的可预测性。

在 4mm 和 6mm 瞳孔下,所有手术眼的彗差和球差均增加。7 年后,两种手术方式均无明显近视化。

在使用相同近视激光消融模式下,PRK 较 LASIK 具有诱导更少的高阶像差的优势,这说明像差可能是由 LASIK 手术角膜瓣引起的。近视激光消融产生的球面像差和彗差增加了术后的总 HOA。在一项 3 个月的随访研究中[12],36 例患者的 65 眼接受了 LASIK 手术,28 例患者的 50 眼接受了 PRK 手术,LASIK 术后总 HOA 的均方根(RMS)较术前显著提高(增加了 1.46 倍)($P=0.03$),而 LASEK 增加了 1.25 倍。术后 1 年时,13.8% 的 LASIK 组和 48.5% 的 LASEK 组者较术前总 HOA 降低。与其他研究一样,1 年后 LASIK 和 LASEK 的有效性和安全性没有显著差异。

一项随机的 LASIK 与 PRK 研究[13]中,42 例近视患者的 1 眼随机接受 PRK 手术,而另一眼接受 LASIK。1 年时,PRK 的疗效优于 LASIK,接受 MMC-PRK 术眼的裸眼视力($P=0.03$)和最佳矫正视力($P<0.001$)更好。随访期间两组的 SE 没有差异($P=0.12$)。在表层消融手术中未发现临床上显著的 Haze。与 MMC-PRK 手术眼相比,LASIK 术眼表现出更多的高阶像差($P=0.01$)和更低的对比敏感度($P<0.05$)。

一项队列研究[14]比较了 34 例近视患者行“波前优化”激光消融,每例患者一眼行 PRK，另一眼行 LASIK。比较 LASIK 和 PRK 的结果发现，术后 1 个月时，LASIK 的有效性和安全性均优于 PRK；后来 PRK 手术的疗效得到提高，两者之间差异无显著性。术后 1 年时，PRK 组中 91% 的眼屈光度在 ±0.50D 之内，而 97% 的眼屈光度在 ±1.0D 之内；LASIK 组中 88% 的眼在 ±0.50D 之内，97% 的眼在 ±1.0D 之内；PRK 组 97% 的术眼和 LASIK 组 94% 术眼的 UCVA 达到 20/20 或更高（P=0.72）。

总结

在不同的屈光度组中，PRK 具有与 LASIK 相似的可预测性、有效性和安全性。与 LASIK 相比，PRK 在长期稳定性方面略有优势，并且产生的 HOA 更少。

因此，比较 LASIK 或 PRK 的优劣应该取决于患者的个体因素和术后所需的治愈时间，而不是两种手术方式的疗效。

（杜凯旋　文丹　译）

参考文献

1. Mc Alinden C, Skiadaresi E, Moore JE. Hyperopic LASEK treatments with mitomycin C using the SCWIND AMARIS. J Refract Surg. 2011;27:380–3.
2. Mellington F, Jones S, Marshall J. Laser epithelial keratomileusis for the correction of hyperopia using a 7.0-mm optical zone with the schwind ESIRIS laser. J Refract Surg. 2007;23:343–54.
3. Moghaddam S, Arba-Mosquera S, Walter-Fincke R, Jahi S, Adili-Aghdam F. Transepithelial photorefractive keratectomy for hyperopia: a 12-month bicentral study. J Refract Surg. 2016;32(3):172–80.
4. De Benito-Llopis L, Alió JL, Ortiz D, Teus MA, Artola A. Ten-year follow-up of excimer laser surface ablation for myopia in thin corneas. Am J Ophthalmol. 2009;147:768–73.
5. Koshimizu J, Dhanuka R, Yamaguchi T. Ten- year follow-up of PRK for myopia. Graefes Arch Clin Exp Ophthalmol. 2010;248:1817–25.
6. Kaluzny BJ, Cieslinska I, Mosquera S, Verma S. Single-step transepithelial PRK vs alcohol-assisted PRK in myopia and compound myopic astigmatism correction. Medicine (Baltimore). 2016;95(6):e1993.
7. Stein RM. Comparison between hyperopic PRK and hyperopic LASIK with the VISX STAR excimer laser system. Am Acad Ophthalmol. 1999:246.
8. El-Agha MS, Bowmann RW, Cavanagh HD, McCully JP. Comparison of PRK and LASIK for the treatment of compound hyperopic astigmatism. J Cataract Refract Surg. 2003;29:900–7.
9. Scisio A, Hull CC, Baldwin H, O'Bratt D, Marshall J. Furrier analysis of induced irregular astigmatism. PRK Vs. LASIK in bilateral cohort of hyperopic patients. J Cataract Refract Surg. 2003;29(9):1709–17.
10. Frings A, Katz T. Presented in German ophthalmological society Congress. Leipzig. 2014.
11. Ivarsen A, Hjortdal J. Seven-year changes in corneal power and aberrations after PRK or LASIK. Invest Ophthalmol Vis Sci. 2012;53:6011–6.
12. Kirwan C, O'Keefe M. Comparative study of higher order aberrations after conventional laser in situ keratomileusis and laser epithelial keratomileusis for myopia using the Technolas 217z

laser platform. Am J Ophthalmol. 2009;147:77–83.

13. Wallau AD, Campos M. One-year outcomes of a bilateral randomised prospective clinical trial comparing PRK with mitomycin C and LASIK. Br J Ophthalmol. 2009;93:1634–8.

14. Manche EE, Haw WW. Wavefront-guided laser in situ keratomileusis (LASIK) versus wavefront guided photorefractive keratectomy (PRK): a prospective randomized eye-to-eye comparison (An American Ophthalmological Society thesis). Trans Am Ophthalmol Soc. 2011;109:201–20.

第 2 部分
角膜屈光手术的误差

第 5 章

角膜屈光手术的误差来源

Toam R. Katz

目前 LASIK 手术已经对屈光和视力等参数有非常高的预测性。研究发现，LASIK 手术的高可预测性(误差在 0.5D 以内)超过 97%，有效指数(EI)达到 1.0，安全系数(SI)则更高。这说明常规的 LASIK 术后视力可达到甚至超过 DCVA。而科技的快速发展为我们提供了足以精确到 0.01D 的屈光度消融和微米级的像差测量。基于此，人们期望常规的角膜屈光手术，如 LASIK、角膜表面切削术或者基质内透镜取出术，能够达到完美视觉。然而，目前看来这只是一个"乌托邦"。这并不是由设备问题所导致的，而是我们医师和患者自身的问题。同时角膜屈光手术主观上是否成功也不能仅仅通过 SI 和 EI 来衡量，而需要整体综合分析。那么哪些是界定角膜屈光手术成功和失败的关键因素呢？

屈光力的测量

当我们根据 UDVA、DCVA 和可预测性来测量准分子手术的精准性时，是建立在术前术后的屈光资料的基础上的。手术是否成功取决于有效、可靠的屈光度测量结果。每例屈光不正患者的屈光力测量结果都可能因为检测方法的差异、患者的个体差异、被检查眼和检查者的差异而不同。

我们经常用到的测量屈光力的方法包括：通过自动验光仪实现的自动验光，检查者对被检查者主观交流评估的主观验光，以及扩瞳后的检影。其中，我们还是以主观验光(MSR)为金标准。研究发现，即使是现代自动验光技术，如波前像差仪引导的客观验光也没有 MSR 精准[1]。

自动验光的准确性容易受到被检查者配合度、注视视标的专注度、集合功能、瞳孔大小、泪膜和机械误差的影响。它具有节约时间和客观性等优点，通常可以指导被检查眼的屈光范围。但由于固有误差的存在，自动验光仪应该在若干次自动检测后取平均值。

主观验光(MSR)是一种借助一系列不同测试镜片反复测试并纠错的结果。被检查者应在标准的房间条件下识别标准视力表。当然,MSR 也可能出现主观性错误,比如:检查者和被检查者的专注与沟通方式问题,不同的室内环境,最佳视力的比较差异,视力检查台和验光设备可能出现故障。另外,大多数检查者在被检查者视力达到 1.0 或 1.2 水平时就会停止检测。还有一些验光员会对视力进行四舍五入,比如将 0.58 和 0.63 的视力都记录成 0.6。这种错误甚至比手术前后不同的检查者和不同检测设备导致的误差还要大。

当尽可能进行多次比较测量时,主观验光的可重复性(检查者的可靠性)和还原性(检查者之间的可靠性)也应该进行评估。有一项研究对检查者在不知道屈光状态的前提下对 12 眼各验 5 次,所得到 MSR 检测的标准差达到± 0.14D,可信区间为±0.27D[2]。所有眼的主观球镜的可重复系数(重测测量差异的 95%可信区间)约为 0.74D[3]。

而另一项对 40 名不同的检查者做的主观验光的研究中, 重复系数则提高了1 倍:

一项眼科开放性研究[4]让 40 名不同经验的检查者通过不同的步骤对一位 29岁的低度数近视散光(平均 SE 为–0.83D)的非老花健康男性进行主观验光,得到的 SE 值为–1.38~–0.28D,95%的重复性显示球镜 0.78D,柱镜为± 0.17D。

一篇文献综述[5]表明:在大多数研究的观点中,MSR 的 80%的一致性在±0.25D附近波动,95%的一致性在±0.5D 附近波动。

这表明,尽管我们努力去规范化主观验光的程序,但是主观验光本身自带的差异性还是存在的。这种人为的固有的不一致性是限制角膜屈光手术达到更好预测性的关键因素,而最先进激光平台上达到更高精度的技术可能只是次要的因素。

扩瞳验光(CR)

药物麻痹睫状肌的目的在于让睫状肌松弛,以检测放松状态下的"纯"屈光度。通过睫状肌麻痹,我们会检测出比主观验光更高的远视度数和更低的近视度数。屈光手术中扩瞳验光的重要性在于它与主观验光之间的关联。如果术前扩瞳验光与主观验光的差异很大,则提示可能有调节痉挛,特别是对于年轻的远视人群,则提示术后可能要进行调节训练——紧张或放松训练。如果术后进行紧张训练,训练参数须参考主观验光;如果术后进行放松训练,训练参数须参考扩瞳验光。一些 Nomograms 参数与此有关。理想状态下的主观验光应该是在调节放松的状态下远距离观看所获得的。MSR-CR 之间的差值在理想状态下应该为 0。MSR-CR 的差异性越高,术后屈光状态的可预测性越低。每一次扩瞳验光之间的误差是由于不同的药物扩瞳（环戊醇胺酯和甲酰胺）、其剂量和调节麻痹的持续时间不同、同一种药物的个体差异性反应不同、在缩瞳和扩瞳情况下球镜和柱镜的变化以及扩瞳状态下更低的 DCVA。

角膜瓣和上皮

LASIK 手术制瓣或 PRK 手术去除上皮之后才能在基质层进行准分子激光消融。我们假设这个操作不会对长时间术后疗效产生影响。但是,制作带蒂角膜瓣并将角膜瓣复位这一系列操作是没有考虑患者的屈光状态的。近视矫正后将角膜瓣放置在较平的基质上,或在远视矫正后将皮瓣放置在较陡的基质上,复位的角膜瓣可能会变形,引起角膜散光。角膜蒂的不对称也会影响到角膜 3D 立体结构的变化,从而导致无法估计的散光出现[6]。PRK 术后上皮的愈合会在数周内产生暂时的不规则表面和不规则散光,且 DCVA 较低。长时间预后可通过上皮在基质上的重塑(变薄或增厚以填充基质压痕)来实现 DCVA 的提高。而 LASIK 或表面消融术后干眼等症状可能会使上述问题持续数月之久。本书后面会对其进行详细探讨。众所周知,不是每一例患者都会像我们所预期的那样配合术后治疗。个体愈合的差异性也是屈光效果欠佳的持续性来源。

准分子 Nomograms 参数

即便我们假设准分子消融是影响手术眼屈光度变化的唯一因素,我们也要考虑消融本身可能产生的误差。预期的激光消融效果其实受到很多因素的影响。其中主要包括针对角膜基质的脉冲消融、对激光起反应的角膜基质以及角膜基质与脉冲之间的中心定位和跟踪机制。

准分子脉冲消融的作用是产生光滑的无障碍消融轮廓,它不会加热角膜基质,甚至不会使其干燥。所有现代准分子激光平台均采用狭窄的"浮动"光束以部分随机方式烧蚀表面,以避免某一个点过热而其余部分变干。普通光束直径一般为 1mm 或更小,高斯分布,重复频率为 200~1000Hz,每 1D 近视屈光度矫正平均消耗约 15μm 厚的角膜。打开的角膜瓣或去除的上皮细胞所造成的一定程度的角膜基质干燥是不可避免的。干燥的基质将吸收更多的准分子能量,并且可能被过度消融。湿润的基质中高含量水分会抵消部分消融能量。运用特殊的准分子消融设置可用于补偿干燥时间,方法是增加重复频率以减少总的干燥时间,或增加短消融(2D 以内近视眼)和减少长消融(超过 6.5D 近视眼)。更复杂的参数设置包括球体和镜柱消融之间的相互作用,补偿光学区域大小、球面和其他 HOA 以及平台特定的参数。所有这些参数设置属于商业机密,是通过计算均值得出的。但是,随着时间推移,其实每位术者的个性化模式与平台的个性化设计都应该进行分析。低效的激光消融和快速的医师操作可能会影响实际消融效果。

眼球追踪和消融中心受到激光脉冲与基质变化相互作用的影响。多维眼球追踪可识别术眼的生物特征数据,例如瞳孔大小和中心、虹膜轮廓或角膜缘血管。某些患者可在手术前以坐姿获得数据,并在手术中以仰卧位使用。正确而连续的跟踪是靶向消融的必要条件。患者的不配合、瞳孔大小及其中心的差异、扩瞳或缩瞳等因素引起的误差可由平台校准。

消融中心应由术者决定和控制。它以眼球的某一点作为参考追踪(例如角膜上瞳孔中心图像)。但是,角膜上的这个参考点不一定是最佳消融中心[6]。从光学上讲,理想的角膜消融中心应位于注视目标及其在中央凹处成像的直线上(视轴)。在大多数眼中,尤其是在远视眼中,此线的角膜反射(第一浦肯野图像)通常位于瞳孔中央凹反射的鼻侧。这种偏移称为 Kappa 角,可通过在术前或术中进行测量得到[7]。理论上,浦肯野图像的位置是消融中心的最佳位置,然而并没有文献真正证明这种消融中心的定位方式优于瞳孔中心定位[8]。同时,消融过程中的头部倾斜和患者的配合度也可能会影响消融的准确对位[9]。

设备误差和失败

和任何激光辅助显微外科手术一样,准分子激光手术必须对准分子激光进行精确的校准,并对微角膜刀或 FSL 进行检测。优质的维护包括适时地更换气体、保持光学表面和反射镜的清洁度和校准,以及常规的激光能量检查。此外,FST 对接和 MK 固定环附件应通过气泵产生负压对接。在角膜切除术之前和过程中,术者应注意附件对接是否呈负压。

术中对接环上的负压应该持续时间短而强度高,足以使 FSL 进行线状切削或 MK 刀运行。以下表现说明负压强度是足够的:

- 气泵控制显示屏显示恒定足够的负压值。

- 眼可被 MK/FS 真空环拉起而没有脱离。
- 眼压明显增高。
- 患者自述变暗且眼球有压力感。
- 瞳孔没有反应。

验证这些迹象后，术者可继续进行 MK 或 FSL 角膜切除术。但这并不能保证能做出完美的角膜瓣，因为其他的不确定因素也能造成不规则角膜瓣。即使瓣片的位置和大小理想、消融准确对中、瓣膜在基质床上准确复位，也不能确保手术全程无误差。

综上所述，虽然术前测量、MK/FSL 和准分子激光平台的准确性、患者的配合度以及术后个体愈合等，尤其是术前验光的准确性都可能影响角膜屈光手术的预测，但角膜激光手术还是医学上最安全、最精准的手术方法之一。

（胡涂　卢颖　译）

参考文献

1. Zhu X, Dai J, Chu R, Lu Y, Zhou X, Wang L. Accuracy of WASCA aberrometer refraction compared to manifest refraction in Chinese adult myopes. J Refract Surg. 2009;25(11): 1026–33.
2. Rosenfield M, Chiu NN. Repeatability of subjective and objective refraction. Optom Vis Sci. 1995;72(8):577–9.
3. Leionen J, Laakkonen E, Laatikainen L. Repeatability (test-retest variability) of refractive error measurement in clinical setting. Acta Ophthalmol Scand. 2006;84(4):532–6.
4. MacKenzie GE. Reproducibility of sphero-cylindrical prescriptions. Ophthalmic Physiol Opt. 2008;28:143–50.
5. Goss DA, Grosvenor T. Reliability of refraction- a literature review. Am Optom Assoc. 1996;67(10):619–30.
6. Katz T, Frings A, Richard G, Steinberg J, Druchkiv V, Linke SJ. Flap-induced astigmatism in eyes with sphere myopia correction: superior hinge using a rotating microkeratome versus nasal hinge using a linear microkeratome. J Cataract Refract Surg. 2015;41(6):1160–7.
7. Boxer Wachler BS, Korn TS, Chandra NS, Michel FK. Decentration of the optical zone: centering on the pupil versus the coaxially sighted corneal light reflex in LASIK for hyperopia. J Refract Surg. 2003;19:464–5.
8. Basmak H, Sahin A, Yildirim N, Papakostas TD, Kanellopoulos JA. Measurement of angle kappa with synoptophore and Orbscan II in a normal population. J Refract Surg. 2007;23:456–60.
9. Arbelaez MC, Vidal C, Arba-Mosquera S. Clinical outcomes of corneal vertex versus central pupil references with aberration-free ablation strategies and LASIK. Invest Ophthalmol Vis Sci. 2008;49(12):5287–94.

第 **6** 章

全身性疾病和非扩张性眼病的屈光手术

Fernando Llovet,Julio Ortega-Usobiaga,Andrea Llovet

角膜屈光手术与系统性疾病

需要进行屈光手术的患者都要被询问既往史。既往的用药史和外科手术史都可能对能否进行屈光手术至关重要。应收集有关疾病史如药物史、手术史和过敏史的数据,这些可能会影响患者术后的恢复[1]。

全身禁忌证	
绝对禁忌证	**相对禁忌证**
活动期或未控制的自身免 疫性疾病	糖尿病
	自身免疫性疾病
	系统性免疫缺陷
	药物史:异维 A 酸、胺碘酮、舒马曲坦、左炔诺孕酮、秋水仙碱
怀孕和母乳喂养	

糖尿病(DM)

在西方国家有多达 4%~8%的人口受到糖尿病的影响。他们中的许多人都希望通过屈光手术改善视力,所以我们必须考虑与糖尿病有关的几种眼部疾病,如屈光状态不稳定、玻璃体视网膜并发症、白内障、角膜结构改变和伤口愈合时间延长等。我们不仅需要排查糖尿病性视网膜病变,还必须考虑将来病情发展的可能性。

某些糖尿病患者会出现角膜上皮的改变。因此,如果计划进行 LASIK 手术,则必须对患者的角膜上皮进行仔细的研究。

我们认为，当糖尿病病情稳定并控制良好时，LASIK 和表面消融术是安全稳定的(HbA1C<6%)，且不会出现眼部并发症[2]。

结缔组织和自身免疫性疾病

患有自身免疫系统疾病的人群能否做屈光手术一直存在很大的争议。自 PRK和 LASIK 诞生以来，FDA 就认为不应该在这一类人群身上进行屈光手术，因为这些患者术后可能会出现严重的炎症反应，从而导致角膜瘢痕、混浊，甚至增加角膜溶解的风险。

但这项临床指南从来都没有系统的临床研究作为支撑，只有一些关于系统性红斑狼疮[3,4]或类风湿性关节炎[5]的病例报道。

2006 年，3 篇独立的论文得出了相同的结论：得到有效控制的全身性疾病患者可以安全有效地进行激光屈光手术。这些全身性疾病包括系统性红斑狼疮、类风湿性关节炎、脊柱关节病、银屑病、克罗恩病、溃疡性结肠炎、幼年型类风湿性关节炎、纤维肌痛、硬皮病、皮肌炎、复发性软骨炎、莱特尔综合征、格雷夫斯病、白塞病和其他血管炎[6-8]。

随后的一篇关于对 2008 年以前所有病例报道的 Meta 分析发现，全身性疾病得到良好控制的患者行激光屈光手术后两年内发生严重迟发性角膜上皮并发症的概率低于 2.5%，尽管他们可能会出现轻度至中度的角膜上皮并发症，但概率与一般 LASIK 人群是差不多的[1]。

我们强烈建议在进行 LASIK 或角膜表面消融术之前，对这类患者的眼表、泪膜和泪腺功能进行仔细评估。

总之，我们认为在考虑做 LASIK 或角膜表面消融术时自身免疫性疾病只是相对禁忌证，关键是该疾病全身和眼部是否为活动期。

皮肤病

患有皮肤病的患者起初也在 FDA 的禁忌证名单之中，但后来又被去除。目前已经有这类患者进行 LASIK 和角膜表面消融术的病例和短期研究报道，他们在术后恢复正常[1]。

感染性疾病

对于人类免疫缺陷病毒(HIV)或肝炎(HBV、HCV)感染患者行屈光手术时须遵循这类疾病的预防和管理指南[1]。

精神类疾病

患有代偿性精神障碍(精神分裂症、强迫症和双相情感障碍)的患者屈光手术后效果一般良好,且无明显的眼部并发症。当他们的症状得到有效控制并且情绪稳定时可以进行屈光手术,但他们的精神病医师应该知晓手术情况。

有研究显示,这类患者所服用的部分药物可能会影响 LASIK 和角膜表面消融术的效果。例如,氟哌啶醇以及三环和四环抗抑郁药可能会影响泪膜。抗精神病药物和锂已经被发现会影响屈光度的稳定性[9]。

然而,患者的心理状态也会影响手术的满意度。对于精神病健忘症患者,建议在术前对患者进行非常细致的评估,彻底评估患者的实际期望并密切随访。

神经性眼病

引起视功能异常的神经系统疾病并不是角膜屈光手术的绝对禁忌证。事实上,对于那些因为神经回退而视功能退化的患者,LASIK 和角膜表面消融术可在不戴眼镜和隐形眼镜的情况下改善其生活质量。

临床也有过关于屈光手术中眼球被环吸附时间过长或术后长期接受类固醇药物治疗的患者出现视神经病变的报道。

术前需对于神经系统眼病的稳定性进行评估。术前应获得视野和视神经、黄斑区的 OCT 检查结果,并与术后进行比较。必须解释视觉系统的状态,并明确区分屈光矫正和神经性眼病。

视野很窄或者矫正视力很低的患者建议不要做屈光手术。视神经玻璃膜疣首选角膜表面消融术以避免微型角膜刀的负压吸附[10,11]。

药物

药物引起的免疫抑制。尽管在某些对照研究中尚未证明药物会增加角膜感染或其他角膜形态改变等并发症的风险,但必须注意长期使用皮质类固醇类药物的患者可能出现眼病疾病(如白内障、高眼压)。有些药物会影响手术:

• 异维 A 酸。可引起皮肤干燥和干眼,须仔细评估术前的眼表和泪腺功能。必要时停药 6 个月后再进行手术。

• 舒马曲坦。尽管它与 LASIK 术后上皮缺损的发生率较高有关,但 Hardten 的一项研究并未证实其相关性。由于替代舒马曲坦的激素类药物可能让角膜上皮细胞恢复更差,因此目前不建议术前停用舒马曲坦[12]。

孕期和哺乳期

孕期和哺乳期是屈光手术的禁忌,它可能出现角膜和屈光度的改变。而且,一旦发生严重的并发症需要用药时,可能会影响胎儿或婴儿[13]。

通常建议在哺乳期结束 3 个月后再做屈光手术[1]。

小结

尽管屈光手术是一种局部手术,但术前需要关注患者既往史和系统性疾病。

角膜屈光手术与眼病

眼附属器

想做屈光手术的每例患者的眼附属器都应该被详细地检查和评估,包括眼睑功能、眼睑位置和泪腺功能等。

一些常见的眼睑疾病如睑板腺囊肿和上睑下垂可能会对患者的屈光力产生影响。眼睑松弛综合征所造成的眼表问题可能会在屈光手术后加重。因此,在进行屈光手术前须控制好这些疾病[14-16]。

单纯疱疹性角膜炎

考虑到潜在的角膜炎复发风险,既往患有单纯疱疹性角膜炎的患者到底能不能进行角膜屈光手术也一直存在着争议[17,18]。一方面,准分子激光已经被证实可以刺激单纯疱疹病毒的激活;另一方面,预防性治疗(每 12h 口服 400mg 阿昔洛韦)又可以降低单纯疱疹性角膜炎复发的风险。在事先口服药物预防后,3 项相关的研究报道都未发现单纯疱疹性角膜炎的复发。

因此,询问患者角膜炎病史是非常有必要的。如果前一年角膜炎未发作,角膜敏感度正常,无基质性角膜炎或葡萄膜炎病史,才能考虑做 LASIK 手术,因为患有这些疾病的患者存在较高的复发率,术后患者会更危险。术前评估时角膜地形图参数和角膜厚度必须正常,并须告知患者病毒有被激活的可能性[19]。

术前的预防措施首选口服药物, 因为局部治疗并不能阻止病毒的重新激活。但是,预防性治疗的确切用药方式、剂量、用药时间目前尚未形成共识。一般建议在手术前 1 周开始治疗,且尚无有关该方案出现单纯疱疹性角膜炎复发的病例报道。目前只有 1 例在手术当天才开始抗病毒治疗术后疱疹病毒复发的病例报道。而局部类固醇治疗一旦开始就应该坚持治疗——最理想的用药是在术后 3 个月只采用预防性治疗(3×800mg 阿昔洛韦,3 周后 3×400mg 阿昔洛韦)。

从 LASIK 手术前 1 周到手术后 2 周,可用伐昔洛韦(500mg/12h)或阿昔洛韦(800mg/8h)进行预防[14,20-23]。

角膜营养不良

角膜上皮黏附性降低,如 Cogan 综合征患者在 LASIK 术后可能会引起复发性角膜糜烂[24]。由于屈光角膜切除术(PTK)已成功用于治疗复发性角膜糜烂,因此在这些患者中使用准分子激光时首选角膜表面消融术。PTK 可增强细胞和黏附复合体的结合,光滑的表面能使新的上皮得以黏附。尽管 PTK 后可能会发生新的角膜糜烂,但发生率低而且并不严重[25]。

另外,患有其他眼前节营养不良(例如,Lisch 营养不良和 Meesman 营养不良)的患者能否做屈光手术也存在争议。

与 TGF-β 基因突变相关的角膜基质营养不良(Reis-Bückler、Thiel-Behnke、格子样和颗粒状)通常无症状且难以诊断。但任何角膜手术都会使这类疾病加重。而 LASIK 和 PRK 手术可增加 TGF-β 诱导的基因产物(TGF-βIp)的沉积,降低术后视力。

由于角膜移植术后沉积物可能再次出现,因此,对某些角膜基质营养不良的患者使用 PTK 来消融角膜沉积物可能推后患者角膜移植的时间。

角膜前部营养不良的患者,如果混浊区在前部,可以考虑 PTK/PRK 治疗[26,27]。

对于无任何临床表现(如角膜基质水肿、内皮细胞低于 $2000/m^2$ 以及其他如晕圈/视力模糊)的轻度孤立性角膜小滴患者,激光屈光手术是安全的。而当确诊为 Fuchs 角膜营养不良时,就必须对角膜内皮和角膜厚度进行仔细的检查和评估。如果存在较高的角膜失代偿或者角膜水肿风险,则不能做屈光手术[28]。

已证实 LASIK 手术对于角膜后部多形性营养不良的患者也是安全的选择[29]。

青光眼

大多数做角膜屈光手术的患者都是年轻人,这些人在将来都有患青光眼的风险[30-32]。动态轮廓眼压计和 ORA 可用于测量 PRK 和 LASIK 术后的 IOP[33,34]。非接触式或 Goldmann 眼压计测量时应考虑变薄的角膜厚度,并使用校正表得出 IOP。

在没有视神经损伤迹象的情况下,可疑青光眼患者的手术方法与其他患者相同。当然,对这类患者应定期做 IOP 测量、术前视野检查、视神经成像、视盘和神经纤维层评估(OCT、HRT、GDx)以及房角镜检查。

中度青光眼患者即便眼压控制良好、视野稳定,也是屈光手术的相对禁忌证。本书不建议在视野有损伤的情况下进行屈光手术。当视神经已经受损,角膜表面消融术是比 LASIK 更好的选择,可以避免负压环引起的眼压升高。这类患者须在角膜表面消融术后的类固醇治疗期间(2~3 周)进行 IOP 监测。研究显示,有约 1/3 的人对类固醇类药物敏感,而青光眼患者患类固醇性青光眼的风险会更高。另外,局部使用地塞米松和泼尼松诱导青光眼的风险相对更高,因此,临床上首选氟米龙和利美索龙[35]。

如果青光眼患者已经做过滤过手术,是绝对禁止做 LASIK 手术的。只有在稳定的中度青光眼情况下,才可以考虑角膜表面消融术。

葡萄膜炎

复发性前葡萄膜炎(发作频率>1 次/年)、慢性前葡萄膜炎或自身免疫性葡萄膜炎患者不建议行角膜屈光手术。

单侧特发性前葡萄膜炎每年发作的次数少于一次且无症状时,可进行 LASIK 手术。术前须局部使用类固醇(LASIK 术前 1 周开始,1 周 4 次),术后 2 周也要每 2~4h 使用 1 次,术后 1 个月再减量[14]。

斜视

角膜屈光手术可能会出现由既往斜视导致的视功能紊乱和复视等严重的术后并发症。因此,对于斜视患者我们必须在术前进行仔细的评估[36]。

角膜屈光术后引起复视的主要原因是[37-39]:

- 既往复视。患者术前镜片可能配有棱镜度数。
- 既往斜视的视功能紊乱。
- 对内隐斜视的近视眼患者过矫。
- 两眼物像不等症。
- 视觉融合机制的改变。

当患者被迫近距离使用优势眼时,单眼视可能会导致双眼出现复视。

如果患者的斜视从幼儿期开始并且稳定,眼镜的屈光度准确且可耐受,未出现过复视,此患者的研究中也未出现术后复视,行屈光术后出现视功能紊乱的风险就很低。

高度远视伴调节性内斜患者、远视外斜并欠矫的患者、近视过矫并间歇性外斜的患者以及双眼视不稳定患者是角膜屈光术后的中风险人群。

高度近视且未矫正的屈光参差患者、未矫正单眼无晶状体患者以及间歇性外斜并不稳定的单眼视患者是角膜屈光术后的高风险人群[14]。

临床上必须对角膜接触镜对眼球运动和屈光状态进行研究。这种方法可用来评估术后出现复视的风险。

视网膜病变

角膜屈光手术前后都必须对视网膜进行仔细的检查和评估。视网膜劈裂在 LASIK 术前、术后或患者未进行屈光手术的情况下偶有发生。许多患者在术前就发现视网膜病变，部分患者必须在治疗后才能考虑角膜屈光手术[40]。

尽管已经有报道发现存在一些 LASIK 术后视网膜脱离的病例，但长期的研究结果并不支持 LASIK 与视网膜损伤（如视网膜劈裂、视网膜脱离、新生血管膜和黄斑裂孔）存在某种联系[14,41-45]。

对于接受过巩膜扣带术治疗视网膜脱离后的患者，在仔细检查评估视网膜的基础上可以进行 LASIK 手术[46]。

有部分研究显示，在 OCT 观察下，LASIK 手术前后近视眼玻璃体脱离的发生率并没有增加[47]。

（胡涂　卢颖　译）

参考文献

角膜屈光手术与系统性疾病

1. Llovet-Osuna F, Ortega-Usobiaga J. Cirugía refractiva. Protocolos. Madrid: Sociedad Española de Oftalmología; 2014.
2. Fraunfelder FW, Rich LF. Laser-assisted in situ keratomileusis complications in diabetes mellitus. Cornea. 2002;21:246–8.
3. Seiler T, Wollensak J. Complications of laser keratomileusis with the excimer laser (193 nm). Klin Monatsbl Augenheilkd. 1992;200:648–53.
4. Cua IY, Pepose JS. Late corneal scarring after photorefractive keratectomy concurrent with development of systemic lupus erythematosus. J Refract Surg. 2002;18:750–2.
5. Lahners WJ, Hardten DR, Lindstrom RL. Peripheral keratitis following laser in situ keratomileusis. J Refract Surg. 2003;19:671–5.
6. Cobo-Soriano R, Beltran J, Baviera J. LASIK outcomes in patients with underlying systemic contraindications. A preliminary study. Ophthalmology. 2006;113:1118–24.

7. Alió JL, Artola A, Belda JI, et al. LASIK in patients with rheumatic diseases. A pilot study. Ophthalmology. 2005;112:1948–54.

8. Smith RJ, Maloney RK. LASIK in patients with autoimmune diseases. J Cataract Refract Surg. 2006;32:1292–5.

9. Ortega-Usobiaga J, García-Sáenz MC, Artaloytia-Usobiaga JF, Llovet-Osuna F, Beltrán-Sanz J, Baviera-Sabater J. Myopic LASIK in psychiatric patients. Cornea. 2012;31:150–4.

10. Bilbao-Calabuig R, López-Valdés E, González-López F, Lovet-Osuna F. Delayed acute optic neuropathies following LASIK. J Emmetropia. 2011;2:245–7.

11. Shetty R, Babu RB, Suresh M, Samprathi AB, Shetty BK. Neuro-ophthalmic disorders presenting as a diagnostic surprise during pre-LASIK evaluation. J Cataract Refract Surg. 2007;33:1653–6.

12. Hardten DR, Hira NK, Lombardo AJ. Triptans and the incidence of epithelial defects during laser in situ keratomileusis. J Refract Surg. 2005;21:72–6.

13. O'Doherty MA, O'Doherty JV, O'Keefe M. Outcome of LASIK for myopia in women on hormone replacement therapy. J Refract Surg. 2006;22:350–3.

角膜屈光手术与眼病

14. Llovet-Osuna F, Ortega-Usobiaga J. Cirugía refractiva. Protocolos. Madrid: Sociedad Española de Oftalmología; 2014.

15. Cosar CB, Rapuano CJ, Cohen EJ, Laibson PR. Chalazion as a cause of decreased vision after LASIK. Cornea. 2001;20:890–2.

16. Victoria AC, Chuck RS, Rosenberg J, Schwarcz RM. Timing of eyelid surgery in the setting of refractive surgery: preoperative and postoperative considerations. Curr Opin Ophthalmol. 2011;22:226–32.

17. Lu C-K, Chen K-H, Lee S-M. Herpes simplex keratitis following excimer laser application. J Refract Surg. 2006;22:509–11.

18. Jarade EF, Tabbara KF. Laser in situ keratomileusis in eyes with inactive herpetic keratitis. Am J Ophthalmol. 2001;132:779–80.

19. Herpetic Eye Disease Study Group. Predictors of recurrent herpes simplex virus keratitis. Cornea. 2001;20:123–8.

20. Asbell PA. Valacyclovir for the prevention of recurrent herpes simples virus eye disease alter excimer laser photokeratectomy. Trans Am Ophthalmol Soc. 2000;98:285–303.

21. Dhaliwal DK, Romanowski EG, Yates KA, et al. Valacyclovir inhibition of recovery of ocular herpes simplex virus type 1 after experimental reactivation by laser in situ keratomileusis. J Cataract Refract Surg. 2001;27:1288–93.

22. De Rojas SV, Díez-Feijóo E, Javaloy J, Sánchez SM. Prophylactic perioperative antiviral therapy for LASIK in patients with inactive herpetic keratitis. J Refract Surg. 2006;22:3–5.

23. De Rojas V, Rodríguez R, Cobo R, Beltrán J, Llovet F, Baviera J. LASIK in patients with a history of ocular herpes. J Cataract Refract Surg. 2007;33:1855–9.

24. Germundsson J, Fagerholm P, Lagali N. Clinical outcome and recurrence of epithelial basement membrane dystrophy after phototherapeutic keratectomy. A cross-sectional study, 2011. Ophthalmology. 2011;3:515–22.

25. Dogru M, Katakami C, Miyashita M. Ocular surface changes after excimer laser phototherapeutic keratectomy. Ophthalmology. 2000;107:1142–52.

26. Droutsas D, Tsioulias G, Kotsira J, et al. Phototherapeutic keratectomy in macular corneal dystrophy with recurrent erosions. J Refract Surg. 1996;12:S293–4.

27. Wagoner M, Badr I. Phototherapeutic keratectomy for macular corneal dystrophy. J Refract Surg. 1999;15:481–4.

28. Vroman DT. Endothelial decompensation after laser in situ keratomileusis. J Cataract Refract Surg. 2002;28:2045–9.

29. Moshirfar M, Barsam CA, Tanner MC. Laser in situ keratomileusis in patients with posterior polymorphous dystrophy. Cornea. 2005;24:230–2.

30. Benítez del Castillo J, Belda JI. Glaucoma y Cirugía Refractiva. Madrid: Sociedad Española de Oftalmología; 2008.
31. Osman E. Laser refractive surgery in glaucoma patients. Saudi J Ophthalmol. 2011;25:169–73.
32. Shrivastava A, Madu A, Schultz J. Refractive surgery and the glaucoma patient. Curr Opin Ophthalmol. 2011;22:215–21.
33. Tsai AS, Loon SC. Intraocular pressure assessment after laser in situ keratomileusis: a review. Clin Exp Ophthalmol. 2012;40:295–304.
34. Chihara E. Assessment of true intraocular pressure: the gap between theory and practical data. Surv Ophthalmol. 2008;53:203–18.
35. Kersey JP, Broadway DC. Corticosteroid-induced glaucoma. A review of the literature. Eye. 2006;20:407–16.
36. Kowal L, Battu R, Kushner B. Refractive surgery and strabismus. Clin Exp Ophthalmol. 2005;33:90–5.
37. Godts D, Tassignon MJ, Gobin L. Binocular vision impairment after refractive surgery. J Cataract Refract Surg. 2004;30:10.
38. Gómez de Liaño-Sánchez R, Borrego-Hernando R, Franco-Iglesias G, Gómez de Liaño-Sánchez P, Arias-Puente A. Strabismus and diplopia after refractive surgery. Arch Soc Esp Oftalmol. 2012;87:363–7.
39. Kushner BJ, Kowal L. Diplopia after refractive surgery: occurrence and prevention. Arch Ophthalmol. 2003;121:315–21.
40. Chan CK, Arevalo JF, Akbatur HH, Sengün A, Yoon YH, Lee GJ, et al. Characteristics of sixty myopic eyes with pre-LASIK retinal examination and post-LASIK retinal lesions. Retina. 2004;24:706–13.
41. Arévalo JF. Posterior segment complications after LASIK. Curr Opin Ophthalmol. 2008;19:177–84.
42. Arévalo JF. Retinal complications after LASIK. Curr Opin Ophthalmol. 2004;15:184–91.
43. Ruiz-Moreno JM, Alió JL. Incidence of retinal disease following refractive surgery in 9,239 eyes. J Refract Surg. 2003;19:534–47.
44. Arévalo JF, Mendoza AJ, Vélez-Vázquez W, Rodríguez FJ, Rodriguez A, Rosales-Meneses JL, et al. Full-thickness macular hole after LASIK for the correction of myopia. Ophthalmology. 2005;112:1207–12.
45. Arévalo JF, Lasave AF, Torres F, Suárez E. Rhegmatogenous retinal detachment after LASIK for myopia of up to −10 diopters: 10 years of follow-up. Graefe's Arch Clin Exp Ophthalmol. 2012;250:963–70.
46. Belda JI, Ruíz-Moreno JM, Pérez-Santonja JJ, Alió JL. Laser in situ keratomileusis to correct myopia after scleral buckling for retinal detachment. J Cataract Refract Surg. 2003;29:1231–5.
47. Eddy M, Pantazis D, Steinberg J, Richard G, Katz T, Linke S. Posterior vitreous detachment post LASIK? [Posteriore Glaskörperabhebung nach LASIK?]. Augenspiegel. 2010;56(12):22–3.

第 3 部分

准分子激光角膜板层屈光手术和准分子激光角膜表层手术的并发症及处理

第 7 章

显微角膜板层切开刀制瓣的 LASIK 手术术中并发症

Toam R. Katz

理想的角膜瓣

LASIK 手术理想的角膜瓣应具有以下解剖学特征：

- 足够大，以完整覆盖消融区域和安全边界。
- 足够小，不累及角膜缘干细胞和血管。
- 足够厚，在掀瓣、复位时不会发生撕裂或反折。
- 足够薄，以最大化保留角膜基质组织和角膜抗扩张强度。
- 厚度恒定，包括连续的角膜上皮、前弹力层和基质层。
- 拥有稳定的基质组织桥（角膜瓣蒂部），以避免角膜瓣移动或游离。

典型的满足以上 6 个条件的 LASIK 手术的角膜瓣是圆形的，角膜瓣蒂部在角膜上方或鼻侧，宽约 4mm，角膜瓣的直径约 9mm，厚度为 100μm，完整覆盖消融区域和安全边界。用负压吸引环固定眼球后进行角膜瓣的制作。制作角膜瓣所用的工具，无论是电机驱动的刀片（显微角膜板层切开刀，MK）还是飞秒激光（FSL）的压平环，都须与负压吸引相接后才开始自动制瓣，需时 3~15s。只有在取下负压吸引环后，才能评估制作的角膜瓣的质量。以上两种方法制作的角膜瓣在形态上的一个重要区别是，显微角膜板层切开刀制作的角膜瓣的边切角是逐渐加深的（斜行的），而飞秒激光制作的角膜瓣的边切角几乎是直角。而且，飞秒激光制瓣是利用"等离子体"CO_2 气泡的膨胀作用来分离预定的角膜基质平面，在角膜瓣和角膜基质床之间仍有组织桥相连接，还需要手动分离。飞秒激光制瓣的并发症在飞秒 LASIK 手术术中并发症的章节中进行了详细讨论。

技术故障或人为失误引起的不规则角膜瓣

不规则角膜瓣是指角膜瓣的位置或形态不满足以上6个条件,并引发相应的临床症状。负压吸引和切削方法的技术故障、切削参数的人为选择失误,均可导致不规则角膜瓣的出现。它可能是由以下问题引起的:由于负压丢失或未预期的眼球移动,导致眼球和负压吸引环之间的失吸;或者由于刀片移动故障,角膜组织或开睑器的阻碍机械性地阻止了显微角膜板层切开刀的推进;刀片变钝或损坏;飞秒激光制瓣时发生板层错位;角膜瓣与吸引环之间的黑斑或异物;气泡穿透飞秒激光制作的角膜瓣到达角膜上皮面;飞秒激光仪器的任何故障导致不能预期完成飞秒激光扫描等。既往存在的角膜瘢痕和角膜混浊,LASIK术后、放射状角膜切开术后、角膜炎症或外伤后的角膜伤口,均可能导致显微角膜板层切开刀的不规则切削。但对于飞秒激光制瓣则是禁忌证,因为飞秒激光必须通过清晰透明的角膜来聚焦在预期的激光切削深度。

微型角膜板层切开刀和飞秒激光需要根据不同的角膜直径和曲率(角膜测量)选择不同的负压吸引环的大小。角膜板层切开刀工作时会前进到机器预设的止点后停下来,以便形成蒂部。飞秒激光则是事先设计好角膜瓣的大小、深度、形状和蒂部。人为错误包括使用不适合角膜形态的负压吸引环,以及错误设置手术角膜瓣参数导致不规则角膜瓣的出现。

不规则角膜瓣的类型

角膜瓣的形状和位置有多种异常。一个不规则的角膜瓣可能包括以下形状或位置的异常(图7.1至图7.7):

- 角膜瓣过小:角膜瓣的直径小于7mm,不能覆盖整个预定切削区域。

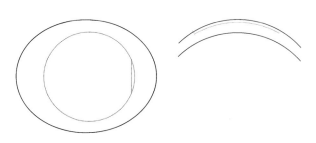

图7.1 规则角膜瓣(鼻侧蒂部)。

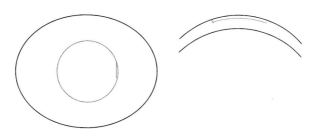

图 7.2 角膜瓣过小(鼻侧蒂部)。

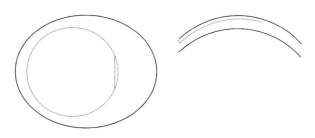

图 7.3 角膜瓣偏中心(鼻侧蒂部)。

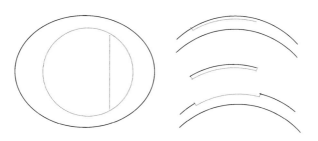

图 7.4 不完全角膜瓣(鼻侧蒂部)和游离的不完全角膜瓣(无蒂部)。

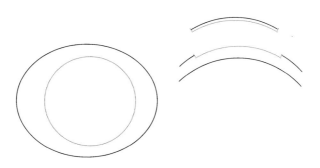

图 7.5 游离角膜瓣(无蒂部)。

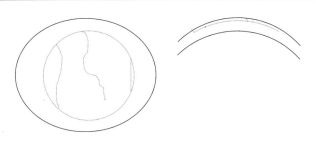

图 7.6　角膜瓣破裂(鼻侧蒂部)。

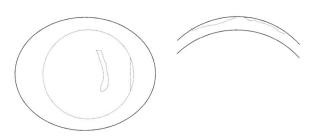

图 7.7　纽扣孔角膜瓣(鼻侧蒂部)。

- 角膜瓣偏离中心:角膜瓣中心不在预定切削区域的中心。通常情况下,角膜瓣向颞侧偏中心会导致角膜瓣蒂部落在鼻侧预定切削区域内。在大多数情况下,瞳孔中心位于近椭圆形的角膜的几何中心的鼻侧。理想的角膜瓣必须足够大,其蒂部应位于切削区域之外,并为轻微的偏中心预留一定的空间。

- 不完全角膜瓣(角膜瓣过短):在到达预设的角膜瓣蒂部的位置之前,角膜瓣的制作过早停止。掀开不完全的角膜瓣时,不能暴露足够的角膜基质床以进行预期大小的激光切削。不完全角膜瓣还可与下方角膜基质床完全分离,即没有蒂部,被视为游离的不完全角膜瓣。

- 游离角膜瓣:与角膜瓣过短相反,角膜瓣被完全切割成一个完整的圆形,没有蒂部,与下方角膜基质床分离。

- 角膜瓣破裂:角膜瓣被切割成两个或多个彼此不相连或部分相连的部分。在切割进行时,如果负压吸引环失吸,失去对眼球的固定作用,就可能导致角膜瓣破裂。所有的飞秒激光和显微角膜板层切开刀都设有一个安全机制,在负压丢失的情况下会立即停止切削。飞秒激光制瓣比显微角膜板层切开刀制瓣更容易发生角膜瓣破裂,因为飞秒激光制作的角膜瓣更薄,需要直接从角膜基质床上进行分离[1]。角膜曲率小于 42D 的扁平角膜,发生负压失吸和游离角膜瓣的概率更高。

• 纽扣孔角膜瓣：角膜瓣中间有细长三角形或新月形的孔，有的穿透角膜瓣（全纽扣孔），或穿透角膜基质和前弹力层而保留角膜上皮（近纽扣孔或隐匿的纽扣孔）（图 7.8）。当显微角膜板层切开刀的刀片在角膜表面切割时，如果发生了负压失吸不能保持预定的恒定深度，或者飞秒激光制瓣时产生的气泡自发膨胀、垂直向上穿透上方的角膜瓣基质层的薄弱点，就会产生纽扣孔角膜瓣。不管角膜上皮层是否穿透，只要穿透了前弹力层就会导致角膜混浊、瘢痕、上皮内生和不规则散光，进而出现 DCVA 和视觉质量下降。在使用旋转型显微角膜板层切开刀制瓣时，如果角膜曲率大于 46D，出现纽扣孔的风险就会增加。在显微角膜板层切开刀制瓣和飞秒激光制瓣时，如果角膜瓣厚度小于 $100\mu m$，发生纽扣孔的风险也会增加。飞秒激光制瓣时，如果术前存在角膜瘢痕或者前弹力层断裂，比如既往有放射状角膜切开手术史，气泡导致角膜瓣穿孔的风险也会增加。如果纽扣孔位于光学区域内，后果比纽扣孔位于切削区域之外要严重得多[2]。

• 不透明气泡层（OBL）：这是飞秒激光制瓣时特有的情况。如果激光能量过高、产生过多气体或通风口未充分打开，就会出现不透明气泡层。二氧化碳气体聚集在角膜基质中，向非既定的方向扩散，从而影响飞秒激光制瓣时对角膜瓣的安全分离。这些气泡可以穿透角膜瓣，引起纽扣孔，或穿透角膜基质层进入前房（前房气泡）。在随后的准分子激光消融过程中，气泡会妨碍瞳孔或虹膜参考点的定位。

在一项关于显微角膜板层切开刀制瓣（Hansatom，Moria M2）的回顾性分析中指出，纽扣孔角膜瓣的发生率为 0.41%，近纽扣孔角膜瓣的发生率为 0.15%。10/15

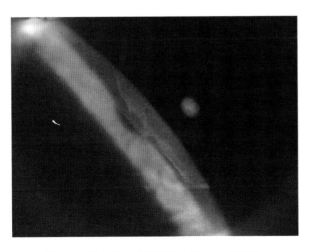

图 7.8　典型的角膜瘢痕导致纽扣孔角膜瓣。

眼的角膜瓣厚度设计为 180µm 或 200µm。

一项对比了飞秒激光制瓣和显微角膜板层切开刀制瓣的回顾性研究[3]指出，角膜瓣偏心的发生率（分别为 0.1% 和 0.6%）、失吸引起不完全角膜瓣的发生率（分别为 1.1% 和 0.9%）、游离角膜瓣的发生率（均为 0.4%）和纽扣孔角膜瓣的发生率（分别为 0.3% 和 0.8%），两种制瓣方式之间没有显著差异。

并非所有显微角膜板层切开刀都是一样的。它们的运动模式（速度、旋转或水平）不同，角膜瓣厚度、吸引装置和环的大小也不同。为了制作角膜瓣时不发生并发症，每种显微角膜板层切开刀的学习曲线都是独一无二的。同一名屈光手术医师使用 7 种不同的显微角膜板层切开刀制瓣时，发生了不同的并发症（表 7.1）。薄角膜瓣是指临床上与 100µm 厚度的瓣相比，瓣厚度太薄但又没有发生纽扣孔。需要注意的是，除了 M2 以外，使用其他型号切开刀制作的角膜瓣相对较少，使用经验也很有限。有趣的是，学习曲线中的水平 Moria SBK 显微角膜板层切开刀并没有发生像纽扣孔一样严重的不规则角膜瓣，但与同一制造商生产的应用较多的旋转型 M2 显微角膜板层切开刀相比，它确实会产生更多的游离角膜瓣。

来自西班牙 19 个眼科中心的 84 名屈光手术医师完成了 315 256 例 LASIK 手术，手术使用了水平手动显微角膜板层切开刀（Moria-LSK-one），其中有 137 眼（0.043%）出现了纽扣孔角膜瓣[4]。

根据德国一项多屈光手术中心研究的数据，在 2009 年至 2015 年间，使用水平显微角膜板层切开刀（Moria SBK）进行了 49 467 次 LASIK 手术，角膜瓣的计划厚度为 90µm，轻度和临床症状不明显的并发症为 1490 例（3.0%）。其中，198 例（0.4%）发生了角膜上皮糜烂或脱落，1292 例（2.61%）发生了角膜缘出血。82 眼（0.17%）发生了不规则角膜瓣，且不能进行激光消融，其中 18 眼（0.04%）的角膜瓣蒂部较宽且接近鼻侧切削区域，30 眼（0.06%）发生了不完全角膜瓣，22 眼（0.04%）出现了游离的不完全角膜瓣，12 眼（0.02%）发生了纽扣孔角膜瓣。

另外，97 眼（0.2%）发生了完全游离的角膜瓣。其中 95 眼进行了准分子激光消融。（Hamburger refractive Data Base，数据未公布）

飞秒激光制瓣也有这种并发症的报道。由于负压失吸，飞秒激光制作的角膜瓣可能是不完整的。飞秒激光制瓣（Visumax）和 Intralise 飞秒激光制瓣发生负压失吸的概率分别为 4.4% 和 0.2%~0.8%。

表 7.1　不同显微角膜板层切开刀的并发症

	纽扣孔 角膜瓣	不完全 角膜瓣	游离角 膜瓣	角膜瓣 偏心	薄角膜瓣	角膜瓣 巨皱褶
Moria OUP 　SBK	0/157	0/157	2/157 1.3%	2/157 1.3%	3/157 1.9%	3/157 1.9%
Wavelight 　rondo	0/91	0/91	0/91	1/91 1.1%	1/91 1.1%	0/91
Gebauer SL	0/32	0/32	1/32 3.1%	2/32 6.3%	0/32	7/32 21.9%
Schwind 　pendular	3/422 0.7%	2/422 0.5%	0/422	0/422	9/422 2.1%	7/422 1.7%
Moria M2	15/6513 0.2%	6/6513 0.1%	4/6513 0.1%	5/6513 0.1%	9/6513 0.1%	37/6513 0.6%

如何避免不规则角膜瓣的出现？

由于不规则角膜瓣是由机械故障或手术医师人为失误所引起的,因此,通过对数据和仪器进行全套的标准预检,可将不规则角膜瓣的发生率降到最低。以下建议可能有所帮助：

•在高危角膜和以下症状的患者中避免行 LASIK 手术：角膜直径小于11mm,角膜曲率小于 38D 或大于 50D,负压失吸和不规则角膜瓣的发生率非常高。不合作的患者,深眼窝或窄睑裂,均容易发生负压丢失。

•既往角膜手术、角膜瘢痕、放射状角膜切开术后的角膜避免用飞秒激光制瓣。

•按照制造商的说明,根据角膜曲率和角膜瓣蒂部的大小选用合适大小的负压吸引环。飞秒激光能量不要超过分离角膜瓣所需的最小能量。

•在角膜中周部用彩色标记笔做好标记,以便后续复位角膜瓣。

•术前对显微角膜板层切开刀和飞秒激光进行检测：负压校正测试,确定负压管通畅,保持负压吸引环和飞秒激光接口之间的清洁,确定显微角膜板层切开刀片未损坏,根据常规手术流程校正负压吸引环和角膜瓣蒂部的大小。

•确定负压吸引环和接口装置之间的清洁：手术区域不能受到开睑器、睫毛、睑板腺分泌物和松脱的角膜上皮的干扰。

•在眼球固定后、切割角膜前,根据以下临床特点测试负压吸引程度：

−在没有失去负压的情况下,可以用负压吸引环拉动眼球。

　　　　－负压值是恒定的,且在制造商设定的范围内。

　　　　－触诊眼压高。

　　　　－在吸引过程中患者报告视力丧失。

　　　　－没有瞳孔对光反射。

　　● 进行角膜制瓣时,告知患者保持冷静。

　　● 通过手术显微镜仔细观察角膜切削过程中是否有异常发生。

并发症处理:术中对不规则角膜瓣的处理

　　发现不规则角膜瓣是处理不规则角膜瓣的第一步。飞秒激光产生的不规则角膜瓣和显微角膜板层切开刀导致的不规则角膜瓣有一个明显的不同之处,即飞秒激光产生的不规则角膜瓣比显微角膜板层切开刀导致的不规则角膜瓣更难识别,但更容易处理。如前所述,飞秒激光不能将角膜瓣与角膜基质床完全分开,刚制作好的角膜瓣仍通过组织桥与角膜基质相连。在这一阶段,飞秒激光制瓣形成的气泡层内很难看到纽扣孔、角膜瓣破裂或角膜瓣蒂部缺失。这类并发症往往在手术医师分离组织桥并掀开角膜瓣时最先被发现。如果在掀开角膜瓣之前,通过仔细检查发现异常,那么这种并发症的处理非常简单:不掀开角膜瓣,不进行准分子激光消融。组织桥可以稳定角膜,加上局部治疗,以促进角膜瓣愈合。

　　飞秒激光的另一个优点是可以立即使用相同的负压吸引环和相同的切削深度重新进行切削。多重激光光栅通道不会导致不规则的角膜基质床或切割平面错位,并且可以连续地进行尝试。如果再次负压吸引失败或角膜上皮失去完整性,则应中止手术操作。数周后可以尝试重新进行切削或表面消融[1]。

　　如果出现不透明的气泡层,建议至少等待30min后再行手术。气泡自然吸收后,角膜和瞳孔变得清晰可见,可以按计划进行角膜瓣分离和准分子激光消融。

　　显微角膜板层切开刀制瓣时,也可以在掀瓣之前发现异常。角膜瓣及蒂部的大小和位置很容易识别。游离角膜瓣也很容易识别,因为角膜基质床裸露在外,而游离的角膜瓣隐藏在角膜板层切开刀的某个地方(图7.9和图7.10)。经验丰富的手术医师在掀瓣前就能发现纽扣孔。但是,由于角膜瓣与角膜基质床完全分离,角膜板层切开刀的前后移动会牵引和挤压角膜瓣,因此无法辨别角膜瓣的原始方向。在掀开看似规则的角膜瓣之后、进行准分子激光消融角膜基质之前,必须仔细检查角膜基质床。如果角膜基质床出现中央岛,表明前弹力层穿孔和即将出现纽扣孔。飞秒激光制瓣时,若分离、掀开异常的角膜瓣,也会面临类似的困境。

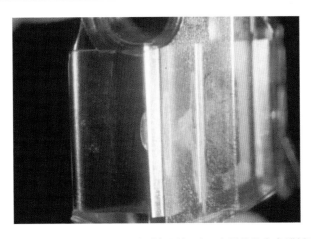

图 7.9　仔细检查可以发现显微角膜板层切开刀头部的游离角膜瓣边缘。

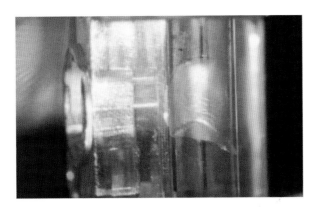

图 7.10　小心地将游离角膜瓣从显微角膜板层切开刀头部取下。

针对异常的角膜瓣，有 4 条简单的处理原则：

- 按其原始解剖形态和位置复位角膜瓣。
- 避免过度操作、冲洗和移动受损的角膜组织。
- 原位干燥，并使用治疗性角膜绷带镜进行保护，以稳定角膜瓣。
- 中止准分子激光消融。

游离角膜瓣的处理不需要遵从以上原则。对于游离角膜瓣，如果蒂部大小、位置规则，并且做了正确的标记，准分子激光消融就可以按照原计划进行，并通过原位干燥和使用治疗性角膜绷带镜来复位和稳定角膜瓣(图 7.11 至图 7.14)。如果手术医师认为角膜瓣稳定性欠佳，可以在蒂部用缝线固定角膜瓣。

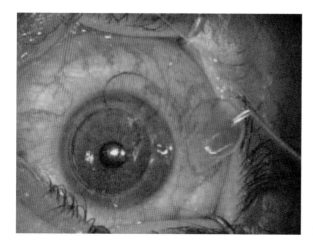

图 7.11 根据预先做好的标记将角膜瓣复位在角膜基质床上。

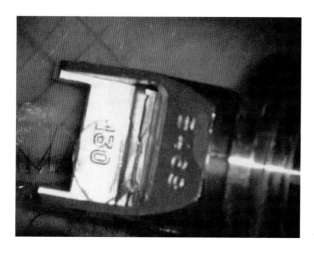

图 7.12 130μm 的手动显微角膜板层切开刀片上的游离角膜瓣。

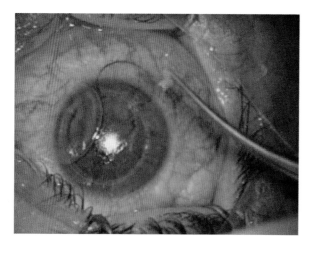

图 7.13 准分子激光消融后,复位游离角膜瓣。

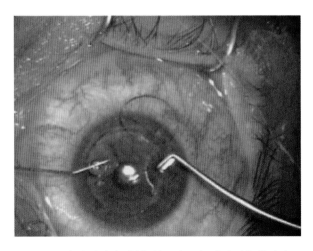

图 7.14　复位游离角膜瓣，并且在层间冲洗时保持稳定。

不规则角膜瓣的并发症

如果没有恰当地处理不规则角膜瓣，或者未发现异常、还进行了准分子激光消融，将导致切削面的不规则、激光消融前弹力层后发生角膜上皮下雾状混浊、角膜瓣下角膜上皮内生和角膜瓣基质溶解。角膜上皮将逐渐掩盖部分不规则的角膜表面。但是，如果没有恰当地处理不规则角膜瓣，最终结果通常是角膜基质混浊和角膜瓣溶解，进而导致不规则散光、DCVA 差[3]和视觉质量下降（畏光）。

不规则角膜瓣的后期处理

显然，在第一次手术前应该向所有患者详细地解释角膜瓣相关的并发症，并取得他们的知情同意。一旦发生并发症，患者会更倾向于接受非角膜手术方式进行治疗，或者拒绝任何外科手术。在这种情况下，即使患者此时很不合作，手术医师也必须寻找方法，了解他们的内心想法。要成功处理不规则角膜瓣引起的并发症，可能需要长达数月的多次检查和手术治疗，这对患者和手术医师来说都是复杂冗长的。这个过程最重要的是获得患者的信任，并进行积极的后续处理。

在这种特殊时期，建议咨询或求助本专业资深人士，他们可能有更多的处理经验或技术手段来处理此类并发症，如基于角膜地形图的激光消融。

经过数周的愈合过程后，如果屈光稳定、没有发生角膜上皮内生，手术医师需首先评估角膜的不规则性以及 UDVA 和 DCVA 之间的差异，再考虑尝试第二次手术。经验提示,不规则角膜瓣的切削面不能再进行准分子激光消融。如果角膜足够厚,手术医师应该考虑用显微角膜板层切开刀或飞秒激光制作一个新的、更深的切口,或者采用表面消融手术的方式。在进行表面消融手术前,应非常轻柔地去除角膜上皮,以避免重新打开不规则角膜瓣。

如果出现了不完全的游离角膜瓣或纽扣孔,应尽量避免采用酒精辅助的机械方式去除角膜上皮,而是在 PTK 模式下使用准分子激光去除上皮和可能存在的前弹力层瘢痕,并继续行屈光性 PRK 治疗("无接触技术")。采用 0.02%MMC 持续作用 30~45s,以避免在角膜细胞活化时出现额外的角膜混浊。不规则角膜瓣导致低 DCVA 的时候,应使用硬性接触镜和过矫来术前检测。如果框架镜片矫正的 DCVA 远低于硬性角膜接触镜矫正的 DCVA,常规的 PRK 手术不会取得理想的结果,而需要通过角膜地形图引导的激光消融术来减少角膜的不规则性。在框架镜片矫正的 DCVA 改善后,通常需要数月才能进行下一步的 PRK 手术治疗。

不规则角膜瓣的预后

经过正确处理,大多数角膜最终可以保持透明,并且屈光度很小、DCVA 尚可。这可能需要几个月甚至几年的时间。为了避免后期发生角膜混浊和角膜上皮内生,应对患者定期进行检查。

一项比较显微角膜板层切开刀和飞秒激光制瓣后 DCVA 的回顾性研究发现,两种情况下均有 80%眼发生了角膜瓣相关并发症,经再次治疗,DCVA 可达到 LogMAR 0 或更好,100%眼可达到 LogMAR 0.3 或更好。

在西班牙一项纳入了 315 219 眼的大型回顾性分析[4]中,137 眼发生了纽扣孔,其中 88 眼重新制作了更深的角膜瓣,35 眼进行了表面激光消融,14 眼在发生纽扣孔后没有再接受治疗。重新制瓣或进行了 PRK 的近视患者最终获得了非常好的结局,LogMAR UDVA 分别为 0.07±0.11 和 0.13±0.23,DCVA 分别为 0.03±0.05 和 0.05±0.09。发生纽扣孔的远视眼中,再次手术则获得了较低的 UDVA 和 DCVA。该研究的作者提到,与重新制瓣相比,PRK 产生了稍差的结果。这可能是与医师通常在纽扣孔引起严重角膜瘢痕和变形时才会选用 PRK 手术有关。

总之,不规则的角膜瓣可能是由技术故障、飞秒激光或显微角膜板层切开刀与眼睛之间的不匹配、已存在的角膜病变或患者配合不佳所引起的。只有在术中正确地识别这些并发症,才能在手术中进行成功的处理,并通过一些附加的治疗获得良好的最终效果和手术安全性。每一名屈光手术医师都应该及时发现这些并发症,以避免进一步的损害。

角膜上皮糜烂

制作角膜瓣后发生角膜上皮糜烂的原因可能是飞秒激光压平板施加的压力、显微角膜板层切开刀移动时与角膜的摩擦,以及开睑器、标志物或任何手术器械对角膜的刮蹭,或复位水肿的角膜瓣。在 LASIK 手术中,下列情况很容易导致角膜上皮缺损,应考虑进行角膜表面消融手术:

- 角膜上皮基底膜营养不良或复发性角膜糜烂综合征。
- 干眼。
- 过度使用奥布卡因滴眼液。
- 不合作的患者。
- 深眼窝、窄睑裂的患者。

角膜屈光术中发生角膜上皮糜烂比其他术中并发症更为常见,但幸运的是容易解决,也很少造成永久性损伤。由于压在角膜上的移动板对角膜的机械摩擦作用,机械驱动的显微角膜板层切开刀比飞秒激光制瓣更易引起角膜上皮糜烂(飞秒激光发生更多的弥漫性层间角膜炎)。多数角膜上皮糜烂离角膜瓣蒂部较近。随着角膜上皮糜烂面积的增大, 累及角膜瓣中心时, 光学区内产生 Haze、瘢痕和 DLK 的可能性也增加。在一项回顾性分析中,839 眼接受显微角膜刀制瓣(Hansatom, 蒂部在上方)后,2.6%发生角膜上皮糜烂,902 眼经飞秒激光制瓣(Intralise FS60)后,0.6%发生角膜上皮糜烂(P=0.0006)[3]。结果还表明,与水平往复式的显微角膜板层切开刀相比,旋转式显微角膜板层切开刀会产生更大的剪切力,也更易导致角膜上皮糜烂。旋转式显微角膜板层切开刀(Moria M2)和水平往复式的显微角膜板层切开刀(Mosia SBK)的实际情况也支持这一观点。

为了减少角膜上皮糜烂的发生,在安装飞秒激光对接系统或显微角膜板层切开刀的固定环之前,建议用 BSS 冲洗眼睛,并用海绵或其他钝器轻轻地复位角膜瓣。

如果发生了角膜上皮糜烂, 必须确保角膜瓣的前弹力层和基质是完整的,不要将角膜瓣中央的上皮糜烂与误诊的纽扣孔相混淆。可以在复位角膜上皮瓣后,对其进行干燥。应使用治疗性角膜绷带镜覆盖角膜上皮糜烂区。如果前弹力层没有破坏,常规的 LASIK 术后用药加上人工泪液一起使用就可以了。

角膜上皮糜烂的预后

正常情况下,角膜上皮糜烂愈合后,不会对 LASIK 手术结果造成永久性的影响。然而,它可能会引起几个问题:

● 在飞秒激光制瓣或显微角膜板层切开刀制瓣的过程中,疏松的角膜上皮组织可能导致不规则角膜瓣的出现。

● 如果角膜瓣中心上皮糜烂的厚度约为角膜瓣厚度的一半,可能导致角膜瓣皱褶、DLK 和基质混浊。

● 在干眼和角膜基底膜营养不良的情况下,可能演变成持续的角膜上皮糜烂或复发性角膜糜烂综合征。

● 在术后短期愈合过程中,角膜上皮糜烂会引起疼痛、畏光和视力下降。

总而言之,在 LASIK 手术中,角膜上皮糜烂是一种轻微的并发症,通常会在几天内自然愈合。建议至少随访 1 周,以排除罕见的继发性并发症。

(尹叶薇　傅秋满　译)

参考文献

1. dosSantos M et al. Femtosecond laser-assisted LASIK flap complications. J Refract Surg. 2016;32(1):52–9.
2. Harissi-Dagher M et al. Laser in situ keratomileusis buttonhole: classification and management algorithm. J Cataract Refract Surg. 2008;34:1892–9.
3. Moshirfar M et al. Laser in situ keratomileusis flap complications using mechanical microkeratome versus femtosecond laser: retrospective comparison. J Cataract Refract Surg. 2010;36: 1925–33.
4. Llovet-Osuna F et al. Buttonholes in 315,259 LASIK procedures. J Emmetropia. 2013;4: 145–51.

第 8 章
飞秒 LASIK 术中并发症

Theo Seiler

角膜切开术

用刀片或飞秒激光对角膜进行切开通常有两个目的：①用于板层角膜移植或者 LASIK 或 SMILE 手术的水平角膜切开；②用于改变角膜基质的机械应力模式的垂直角膜切开。

与显微角膜板层切开刀片相比，飞秒激光有其优势和劣势。飞秒激光的一个明显优势是切割的几何精度为微米级。另一个优势是，角膜表面可以是完整的角膜，表面没有切口，使得细菌无法进入。其缺点是使用普通刀片或钻石刀垂直角膜表面进行切开时，可以获得比飞秒激光更平滑的切削边缘。由于飞秒激光和显微角膜板层切开刀片分离角膜的机制相近，在水平切削时，两者切削面的质量差别不大。飞秒激光作用时，光爆破作用本身只能切开角膜组织的一小部分(微米)，随着空化气泡膨胀数百微米，才能机械性地切开更大的区域。角膜基质是板层结构，层间阻力较小，空化气体膨胀所引起的分离沿着板层间隙进行。这种分离方式产生的切削面相对光滑，但是比显微角膜板层切开刀切开的表面还是更粗糙一些。如图 8.1 所示，空化气泡的大小与激光脉冲的能量密切相关。其中分别展示了 SMILE 手术过程中采用三种不同的激光系统水平切开角膜。在飞秒手术后立即用戊二醛固定猪角膜，空化气泡中的气体(水蒸气和二氧化碳)来不及溶解或逸出。对于微焦耳量级的脉冲能量，这些空化气泡可能会变得很大，影响切割的精度和均匀性。随着数十纳米焦耳的激光应用，这些空化效应已经显著降低。

目前飞秒激光角膜手术有两种不同的光学路径：①小口径、大焦距/工作距离的飞秒激光系统；②大口径、连续小焦距/工作距离的飞秒激光系统。小口径飞秒激光需要高达几个微焦耳的脉冲能量，重复频率从 30kHz 到数百 kHz 不等。Intralase、

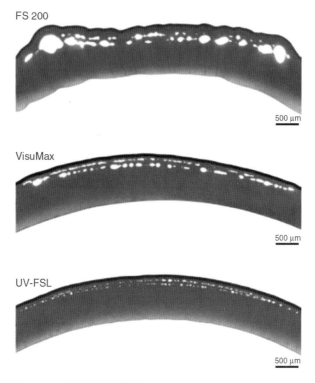

图 8.1 −5D 近视眼 SMILE 手术的气体形成(Courtesy Dipl. Ing,Chr. Wüllner)。脉冲能量分别为 800nJ、150nJ 和 50nJ。

Zeiss、Wavelight 和 Bausch & Lomb 的激光系统就属于这一类。第二类大口径、小焦距的激光器,由于焦距较小,对光突破的能量要求较低,在小于 100nJ 的脉冲能量下也可以工作。另一方面,这种飞秒激光系统有更高的重复频率,弥补了由于空化气泡过小而导致脉冲效率偏低的情况。目前只有在 Ziemer 系统中使用这种技术。

放射状角膜切开术(RK)可能是眼科历史上应用最广泛的角膜垂直切开术。从日本的佐藤最早发现开始,放射状角膜切开术由俄罗斯外科医师(如 Fiodorow)引用并推广应用于俄罗斯以及东欧的其他一些国家。尽管俄罗斯的数百万患者接受了放射状角膜切开术,但是前瞻性的长期随访研究一直未见报道。直到 20 世纪 70 年代末,放射状角膜切开术进入美国,才开始开展相关研究。眼科学者通过开展前瞻性研究(PERK 研究,放射状角膜切开术的前瞻性评估),对数百例接受放射状角膜切开术的患者进行了长达 10 年的随访[1]。在这项研究中,有两点值得注意:虽然几乎每一个病例都获得了近视矫正,但放射状角膜切开术的可预测性不够,更重要的是,手术的疗效并不稳定。高达 50% 的研究人群出现了所谓的"进行性远视",甚至在接受放射状角膜切开术后数年内出现了不断增加的扁平效应。很显然的是,角膜生物力学强度的减弱在至少一半的病例中是不可逆的。在这项研究发表后,到 20 世纪 80 年代末,放射状角膜切开术被全世界认为是过时的,这项技术逐渐被准分子激光消融角膜广泛取代。

造成放射状角膜切开术缺乏精确性和可预测性的原因有两个:首先,角膜切开术的几何精度不高,因为 RK 刀片使用时手动施加的压力对切口深度起着重要作用。第二,角膜切开术的效果很大程度上依赖于角膜基质内存在的张力模式。其中第一个原因可以通过使用更好的带微米螺钉的刀片和术前超声厚度测量来解决,而第二个问题直到今天仍未有答案。在过去的两年里,Brillouin 光谱法被运用于体行角膜力学模量的检测。类似的论据也用于讨论散光性角膜切开术(角膜缘平行松解切口)的可预测性,后者同样被认为可预测性很差。

飞秒激光角膜松解术及其并发症

松解性角膜切开术是指做深层的角膜缘平行切口,其目的是减少垂直于切口方向的子午线上的表面平行应力。这可以从术后角膜组织的不连续切口看出。由于切口的存在,子午线的长度增加,因此角膜曲率减小:这是垂直于角膜切口的子午线的平坦效应。由于切口的几何形状精度有限,加上角膜基质内的张力模式未知,该技术的可预测性一般。使用飞秒激光来松解切口时,因为切口长度、定位和深度这些几何参数比用手术刀切开时要更好确定,该手术方式的第一个不足即缺乏精确度就可以克服了。因此,与采用钻石刀的散光性角膜切开术相比,飞秒激光松解角膜切口更具有可预测性,因此,市场上几乎所有的飞秒激光系统,包括那些用于白内障手术的飞秒激光系统,都可以选择角膜缘平行松解切口。

现代飞秒激光系统可以导入 Scheimpflug 或 OCT 断层扫描的地图数据,通过软件找到两条陡峭的半子午线。这些经线不一定是彼此相对的,因此,两个弓状切口可以按照非对称的方式进行设置。在角膜切口的几何参数方面,如深度和长度,飞秒激光的手术效果明显优于人工切口。飞秒激光切口的另一个优点是偏移量的存在,即切口并没有到达角膜上皮,因此,角膜前表面是没有穿透的。利用这种偏移量,我们必须计算好角膜切开是在上皮下完成(偏移量<40μm)还是在前弹力层下完成(偏移量>60μm)。前弹力层被认为是角膜生物力学最强的部位之一,所以前弹力层不做切口的话,可以引起较小的光学效应。另一方面,如果角膜上皮是封闭的,就没有感染途径。自飞秒激光松解切口面世以来,在旧的(手动)Nomograms的基础上,已经建立了许多新的 Nomograms 参数。表 8.1 给出了一个已经经过临床验证的 Nomograms 图,其中 Julian Stevens[2]所做的是两个对称性角膜切口。除了这里给出的 Nomograms 参数外,Moorfelds 小组还根据患者的年龄和角膜曲率的陡轴位置进行了一些小的调整。尽管这些调整可以增加结果的可预测性,但临床上获得的精确度还是相当有限的。

这些 Nomograms 参数仅适用于无手术史或外伤史的角膜。散光性角膜切开术也可用于 3D 以下的先天性散光,但最常见的还是应用于矫正白内障手术后的散光。

而角膜移植术后的高散光则是一种完全不同的情况,一个切口可以引起高达10D 的散光变化。图 8.2 显示了这样一个病例,在 10 点钟方位用一个 30°的角膜切口,矫正了超过 7D 的散光,比预期的要高得多。

此外,这种角膜切口也引起了不规则散光。在这种情况下,一个明显的过矫切口需要用缝线来固定。通过这些病例可以得出这样的结论:角膜移植术后的角膜切开可以是一种"阶段性手术",可以在植片内做一个 2mm 的短切口,如果有必要的话还可以延长。延长切口必须用钻石刀手动完成。不建议再次加深切口,因为飞秒激光切割的深度比任何手动切割都更容易预测。这种"阶段性手术"是必要的,因为我们对于移植和植片、植床之间的压力模式知之甚少。初期结果显示,Brillouin 光谱对角膜生物力学应力模式的粗略估计还是非常有价值的。作为一种活体测量,它将对角膜切开术的应用观察产生巨大的影响。目前,我们已经拥有超精密的角膜切开手术器械,但是由于缺乏对角膜内部应力状况的了解,这些超精密、可预测的角膜切开手术器械的实际应用还需更多研究运用。

除了严重的过矫和欠矫外,飞秒角膜切开术还报道了其他并发症。在文献中偶有角膜感染甚至眼内炎的病例报道,这就是为什么在飞秒激光角膜切开术后的

表 8.1 局部深度为 20%~80%、直径为 8.0mm 的对称性角膜基质内弓形切口

散光(D)	弧长(度数)
最高 1.0	25 bis 30
1.0~1.5	40 bis 50
1.5~2.0	60
2.0~2.5	70
2.5~3.0	80 bis 90

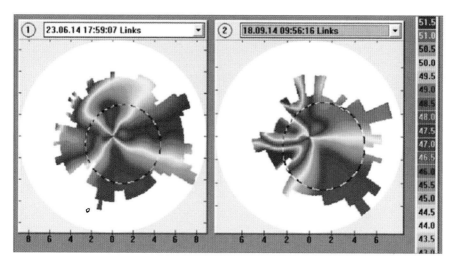

图 8.2　松弛性角膜切开术(30°，以 160°子午线为中心，DALK 后)术前和术后的角膜地形图。AK 术后一月，可见大切口和明显的过矫。

第一晚需要佩戴含有抗生素的绷带镜(不含防腐剂的氧氟沙星)。通常第二天角膜上皮就会愈合，无须额外的抗生素治疗。另一个并发症是角膜切口穿孔，导致前房出现气泡，术中容易被发现。角膜上皮通常因为偏移而不会被切开，因此无须额外的治疗。然而，在发生角膜穿孔的地方，后弹力层可能会出现瘢痕，导致不规则散光。近 4 年以来，我们尝试将局部角膜切开深度设为 80%(OCT 下总厚度)后没有发生任何穿孔。

　　角膜切开术中的空化气体无法逸出并形成气泡，气泡之间存在连接的角膜组织桥。通常气泡呈新月形(图 8.3)，在组织桥存在的情况下可以显示切口凹痕，手术医师可以通过上皮铲轻松地分离这些组织桥。

飞秒激光-LASIK 制瓣的准备工作及其并发症

　　在飞秒激光面世初期，大约到 2005 年，我们已在眼科大会上针对是否需要飞秒激光来制作 LASIK 角膜瓣进行了多次讨论。实际上，我们中的许多医师并没有看到这种昂贵工具的临床应用价值，然而营销策略("没有刀片-只有激光")打动了患者。此外，这套系统的价格高达 40 万欧元，当时的 LASIK 市场显示全球范围内都存在缩水，额外的投资至关重要。而真正改变大家观点的是角膜瓣厚度的精确性。通过显微角膜板层切开刀制作的 LASIK 角膜瓣的厚度偏差可能高达 30μm[3]，明显高于飞秒激光制作的角膜瓣的偏差，后者的标准偏差在 ±5~7μm[4]。使用显微

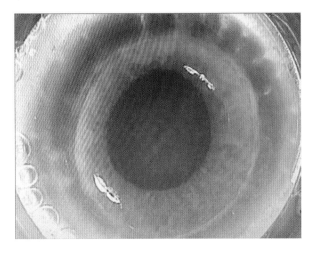

图 8.3　角膜基质切开术的术中视频图片(切口长 30°,存在 80μm 偏移)。下方的角膜切口显示有气泡收缩。

角膜板层切开刀时,这些标准差的 95% 置信区间(两个标准差约为 130μm)在 70~190μm,而使用飞秒激光制瓣时在 115~145μm。很明显,在使用显微角膜板层切开刀制瓣的病例中,有 2.5% 的病例会出现纽扣孔或其他制瓣并发症。另一方面,如果在高度近视矫正中角膜瓣太厚,会增加医源性角膜扩张的风险,因为残余的角膜基质厚度不足以承受完全消融后的眼球压力。基于飞秒激光制瓣的较小偏差,可以尝试制作更薄的角膜瓣,例如 90μm 的角膜瓣(称为前弹力层下的 LASIK)。然而,当我们了解到这种角膜瓣可能会在层间产生混浊,这项方式就被禁止了。基于这些,飞秒激光为 LASIK 的安全性开辟了一个新的空间,这就是为什么今天飞秒激光的使用被认为是"最先进的"。在过去几年中,显微角膜板层切开刀的制造商通过新的机械性"sub-Bowman"全自动线性显微角膜板层切开刀解决了精确度不够的问题,这种刀片可生产 100μm、厚度均匀的角膜,其标准偏差与飞秒激光制作的角膜瓣相当。

　　但是,LASIK 也存在飞秒激光相关并发症,如弥漫性层间角膜炎(DLK)、失吸引起的切削误差和气体垂直溢出。弥漫性层间角膜炎,尤其是 II 期和 III 期,在显微角膜板层切开刀制瓣 LASIK 手术中很罕见,然而,在使用飞秒激光制瓣时发生率明显增加。同样,飞秒 LASIK 术后 DLK 的发生率明显取决于激光的类型。使用 Ziemer(Z2)飞秒激光时,DLK II 或 III 的发生率不到 1%。从 2008 年开始使用的一种高能量飞秒激光(FS200,Wavelight,Erlangen),将 DLK II 的发生率增加到 10% 以上。对这种现象的解释是显而易见的:Ziemer 飞秒激光的能量为几毫微焦耳/脉冲,而 FS200 的能量可超过 1 微焦耳/脉冲。这种较高的能量产生更大的空泡,导致邻近组织受到更多的刺激,也可能分布到角膜基质中,并可能渗透到角膜基质层间(von Recklinghausen 称之为"Saftlückenraum"——榨汁空间)。大面积的暂时性混浊称为不透明气泡层(OBL),可能会导致手术中断,因为眼球跟踪器不能定位瞳孔。为了避免在使用高能激光时出现 OBL,创造了角膜基质囊袋(Intralase)或烟道(Wavelight),以便气体逸出。瞬时光敏感综合征(TLS)也属于这一类并发症,因为高能量引起的切削面粗糙可能导致界面处的散射增加,也会导致更强的愈合反应。光敏感综合征的发生率高达 10%,患者需要佩戴太阳镜 3 个月。在过去的几年中,即使使用高能量激光,脉冲能量也可以降低到小于 1 微焦耳/脉冲,因此,这些高能脉冲引起的副作用都显著减少。此外,局部使用类固醇药物(例如,术后佩戴含类固醇药物的隐形眼镜)降低了 DLK Ⅱ 的发生率。由于使用的能量小于 1 微焦耳/脉冲,瞬时光敏感综合征几乎从 LASIK 的并发症中消失,但目前在 SMILE 手术中再次出现。

由于大多数飞秒激光系统都有负压控制,所以负压失吸和连续的切削误差是很少见的。如果负压没有达到目标水平,切削过程不会开始。负压吸引接口前的柱状和壁状设计减少了其对结膜的吸引,从而避免了结膜的假吸而造成眼球被吸引的假象。尽管如此,每 500 个病例中会有 1 个病例由于失吸而导致切口不完全,在这种情况下,我们遵循旧的规则:手术必须中止,可在几周后再进行手术。

最后一个飞秒激光相关的并发症是气体垂直逸出[5],此时层间的空化气体可以穿透角膜瓣并到达激光消融区域。这种情况下,气泡迫使角膜表面与激光消融表面分离,而飞秒激光会继续水平切削,进而导致纽扣孔的出现(图 8.4)。

我们还没有找到关于气泡垂直逸出发生率的公开数据,但在我们的实践中,这种情况的发生率不到 1/1000。发生气泡垂直逸出的原因是前弹力层的轻微缺陷(之前存在的异物损伤)或角膜瓣太薄。如果术前检查发现前弹力层的缺陷,则需要通过 OCT 测量缺陷的深度,并且手术设计的角膜瓣厚度应比前弹力层缺陷的深度厚约 40μm。也可以在担心可能发生并发症的情况下,使用机械显微角膜板

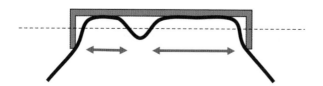

图 8.4　空化气体从层间逸出到压平区,将角膜与压平窗分离,可能出现纽扣孔。

层切开刀。而一旦发生气体垂直逸出，我们需要遵循与在失吸情况下相同的策略：手术中止，后期再次手术。再次手术时，我们经常使用机械性显微角膜板层切开刀甚至 PRK。

　　总之，飞秒激光–LASIK 不只是另一种更昂贵的 LASIK 手术，而是能通过最大限度地减少由于角膜瓣过厚而发生医源性角膜扩张，或由于角膜瓣过薄而导致的切削错误，显著提高了 LASIK 的手术安全性。其他飞秒激光相关并发症非常罕见，或者可以通过围术期药物治疗来避免这些并发症的发生。

角膜基质透镜取出术及其并发症

　　SMILE 手术方法是在 20 世纪 90 年代由 Lubatschowsky 提出的一种有趣的手术方法，进行两次飞秒激光扫描切开角膜基质制作一个凸透镜，并取出角膜基质透镜。这被大多数屈光专家（包括我自己）认为是屈光手术的未来。另一方面，关于 SMILE 手术的可靠信息还相当有限。SMILE 手术的先驱者之一 Dan Reinstein 回顾了 2015 年的现状，他总结道："该手术在改善机械稳定性、术后炎症和干眼症方面的潜在优势尚未完全确定。"[6]一份新的文献提出，与 LASIK 相比，SMILE 术后干眼症的发生率可能明显降低，或者至少没有那么严重。研究认为，与 LASIK 相比，SMILE 术后屈光矫正的成功率还不太好，这很可能是由于算法尚未完全调整好，这在未来几年内是可以实现的。

　　SMILE 术后视力恢复明显不如 LASIK 术后快，所谓的"哇"效应是 SMILE 手术后罕见的现象。最近我们也观察到，有患者出现瞬时光敏感综合征。在 SMILE 术后 3 个月内，视力恢复缓慢，感光度增加，这可能是由于角膜内散射增加，特别是后部角膜切口的散射增加所致。土耳其的一项研究采用共聚焦显微镜对 LASIK 术后角膜和 SMILE 术后角膜的散射进行了比较，发现 SMILE 术后角膜的散射明显更高[7]。有人对与角膜浅层切开（如 LASIK）相比，较深切口的表面更粗糙提出质疑。而飞秒激光（Zeiss）的供应商声称，曲面接口已经使这个问题最小化，但是，当曲面的曲率半径达到 22mm 时，与角膜接触时仍会使角膜变形，而且由于几何原因，后表面一定会出现起伏皱褶。术中 OCT 可以很容易看到这种变化。由于飞秒激光的角膜切口是直行向前的弯曲切口，会导致角膜深层基质中出现皱褶，所以我们不必惊讶波纹和粗糙的表面会导致较晚的视觉恢复和光敏现象。这一问题在未来使用激光–患者接口的激光系统中可能得到解决，但是要求曲率半径小于 10mm，这又会带来新的技术难题。当曲率增加时，z–扫描变得更重要，但 z–扫描也是扫描过程中最慢的过程。换句话说,一个这样的曲面将导致手术时间更长。同时,朝向角膜边缘的切口质量也会下降。目前正在开发的新系统将避免这些问题,我们也希望最终得到的 SMILE 手术程序和现阶段的 LASIK 一样好的结果。

在过去的一年中,我们也观察到了一些 SMILE 特异性的手术并发症,如角膜基质透镜部分残留。这种情况导致高度不规则散光和明显的视力损失(图 8.5)。目前尚不清楚该并发症的最佳治疗方法。我们已使用角膜地形图引导的 PRK 来进行处理,但这还是会对角膜生物力学造成影响。在另一个病例中,我们用一个反向的 Sinskey 钩除掉了残留的角膜基质透镜。我们也观察到一例角膜基质透镜偏心的并发症,也需要角膜地形图引导的 PRK 手术进行处理。

尽管我们很多人相信 SMILE 手术是屈光手术的未来,但目前的 SMILE 手术清楚地表明,需要开发更多更好的技术来提供与 2016 年的飞秒 LASIK 一样好的屈光手术系统。在本书的后面,Hjortdal 博士和 Ivarsen 博士详细描述了 SMILE 手术的现状。

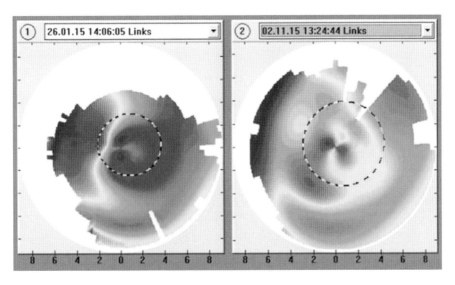

图 8.5　SMILE 手术中出现切削错误。左图:SMILE 术后 6 个月的角膜地形图。右图:角膜地形图引导的 PRK 术后 3 个月。视力从 0.3 提高到 0.8。

(尹叶薇　傅秋满　译)

参考文献

1. Waring 3rd GO, Lynn MJ, McDonnell PJ. Results of the prospective evaluation of radial kera-totomy (PERK) study 10 years after surgery. Arch Ophthalmol. 1994;112:1298–308.
2. Day AC, Lau NM, Stevens JD. Nonpenetrating femtosecond laser intrastromal astigmatic kera-totomy in eyes having cataract surgery. J Cataract Refract Surg. 2016;42:102–9.
3. Genth U, Mrochen M, Wälti R, Salaheldine MM, Seiler T. Optical low coherence reflectometry for noncontact measurements of flap thickness during laser in situ keratomileusis. Ophthalmology. 2002;109:973–8.
4. Yu CQ, Manche EE. A comparison of LASIK flap thickness and morphology between the Intralase 60- and 150-kHz femtosecond lasers. J Refract Surg. 2014;30:827–30.
5. Santos AM, Torricelli AA, Marino GK, Garcia R, Netto MV, Bechara SJ, Wilson SE. Femtosecond laser-assisted LASIK flap complications. J Refract Surg. 2016;32:52–9.
6. Moshirfar M, McCaughey MV, Reinstein DZ, Shah R, Santiago-Caban L, Fenzl CR. Small-incision lenticule extraction. J Cataract Refract Surg. 2015;41:652–65.
7. Agca A, Ozgurhan EB, Yildirim Y, Cankaya KI, Guleryuz NB, Alkin Z, Ozkaya A, Demirok A, Yilmaz OF. Corneal backscatter analysis by in vivo confocal microscopy: fellow eye comparison of small incision lenticule extraction and femtosecond laser-assisted LASIK. J Ophthalmol. 2014;2014:265012.

第 9 章

LASIK 手术早期(<3 个月)和晚期 (>3 个月)并发症

Stephan J. Linke, Fernando Llovet, Julio Ortega-Usobiaga,
Andrea Llovet, Julio Baviera, Mercedes Martínez-del-Pozo,
Gonzalo Muñoz, Cesar Albarrán, Toam R. Katz

术后早期并发症(<3 个月)

本章重点介绍了 LASIK 术后早期并发症,如无菌性角膜炎(如弥漫性层间角膜炎)、感染性角膜炎、上皮或板层皱褶、角膜上皮内生(EIG)和干眼症。术后早期并发症是指术后 3 个月内出现的并发症。这些术后早期并发症可能发生在正常手术后,它们对术后临床结果的影响存在显著差异,因此将分别进行介绍。

严谨的术中管理可以避免或减少很多术后并发症。应注意鉴别感染性角膜炎和非感染性角膜炎(弥漫性层间角膜炎)。尤其是感染性角膜炎,如果处理不当,会导致严重的视力丧失。表 9.1 总结了可能的并发症,并根据发生的时间进行了罗列。

非感染性角膜炎:弥漫性层间角膜炎(DLK)

发生率和临床症状

弥漫性层间角膜炎(DLK)是一种罕见的、多因素的、非特异性的免疫反应,在手术创伤后,白细胞浸润角膜瓣与角膜基质层间而出现这一反应[1,2]。外源性因素对 DLK 的发生有重要作用。灭菌洗涤剂、灭菌器械上的细菌毒素、手套粉末和显微角膜刀的残留物均可导致 DLK[2]。

表 9.1　LASIK 术后早期并发症总览

并发症	发生率	发病时间	建议
DLK	1%~2%	术后第一天	防止从 1 级进展到>2 级(类固醇治疗)
感染性角膜炎	0.03%	早发<术后 7d 晚发>术后 3 周	皮瓣掀开、培养和冲洗
角膜瓣皱褶	0.5%	手术后第一天(<3 周)	早期掀瓣、抚平
上皮细胞内生	<0.2%	>3 周	仅在有症状或继发性皮瓣融解的情况下移除内生上皮细胞
干眼	10%~20%	从术前到术后的任何时间	了解疾病危险因素

在缺乏大范围统计学调查的情况下,LASIK 术后早期 DLK 的发生率变化很大,据报道为 0.13%~18.9%[2]。

我们从 Hamburg 屈光数据库中检索并分析了在 CareVision 屈光诊所进行的 14 123 项治疗,这些治疗是在 2006 年 4 月至 2008 年 4 月期间进行的。根据电子病历系统,可诊断弥漫性层间角膜炎的占总病例数的 2.28%[3]。影响 DLK 的患者自身因素似乎包括了角膜前部基底膜营养不良、干眼症、眼表疾病(如慢性眼睑炎)[4]、过敏[5]和吸烟,它们与 DLK 的发生率相关,应加以控制或避免。

光敏感度增加、流泪、视物模糊或视力降低是 DLK 的主要临床症状。

如 Linebarger 等所述,DLK 有 4 个临床阶段[6]。临床分期和推荐的个体化治疗总结详见表 9.2。

迟发性 DLK(术后>3 个月)是一种非常罕见的疾病,仅见零星报道,主要发生在眼球挫伤后。眼科医师应该意识到,炎症疾病和相关的眼部炎症会引发迟发性 DLK[7]。

治疗

由于薄角膜瓣 LASIK(角膜瓣厚度为 90~110μm)和快速制瓣的出现,早期 DLK 和上皮不规则性(主要是浅层点状角膜炎 SPK-DLK)之间的鉴别可能较难[1]。DLK 的原名是"撒哈拉沙漠",准确地描述了白色颗粒状细胞(白细胞)呈波浪样分布以及沉积于角膜层间的临床表现,通常这些特征在角膜瓣边缘更为突出。然而, 由于夜间眼睑闭合不全,SPK 引起的角膜上皮浅点状着色主要局限于角膜下方的 1/3 处,而 DLK 通常起源于周边之后均匀分布于角膜中央,这需要通过裂隙

表 9.2　弥漫性层间角膜炎分期

	临床特点	发生率	治疗	预后
DLK 1	起源于周边的不完全性层间浸润"撒哈拉沙漠"=SOS 外观,即白细胞浸润	1%~2%	局部类固醇滴眼液每小时 1 次,第二天随访监测疾病进展(进展至 DLK 2 期则要掀瓣并冲洗)	立即进行强化治疗后可治愈
DLK 2	完全且均匀的层间浸润	0.1%~0.3%	掀开并冲洗皮瓣,局部使用类固醇滴眼液	激光治疗的疗效降低
DLK 3	与 DLK 2 期类似,但会出现细胞聚集体和不规则角膜形态	少见,仅从 2 期发展而来	立即掀开并冲洗皮瓣,局部+全身类固醇治疗	激光治疗的疗效降低和不规则角膜形态
DLK 4	类似于 DLK 3 期的急性 DLK,从层间发展至基质层,伴有基质融化和连续性的基质瘢痕形成	罕见,从 2 期发展至 3 期,继续发展为 4 期	对于急性 DLK,立即掀开并冲洗皮瓣,局部+全身类固醇治疗。有瘢痕的 DLK 不掀瓣	瘢痕形成,视力下降,角膜地形不规则

灯检查来区分位于层间的、沙漠样的 DLK 和表层的 SPK[8]。临床上可以通过荧光素钠染色来鉴别 SPK 和 DLK,SPK 染色阳性而 DLK 染色阴性;或者通过它们相对于角膜瓣边界的位置来进行区分。DLK 始终局限在角膜瓣内,不会在角膜瓣外部。而 SPK 不局限在角膜瓣边界内,还常常延伸到角膜瓣下方和角膜下缘。图 9.1 显示了 SPK 和 DLK 的差别。

　　与早期 DLK 相比,SPK 患者的异物感等主观症状更为明显。角膜层间的碎片有时可能会与 DLK 混淆,但碎片本身通常会保持稳定,并在数周至数月内溶解。图 9.2 显示了裂隙灯下 DLK 的典型表现。

　　局部类固醇治疗只推荐用于 1 期 DLK。分期>2 的 DLK 的主要症状为光敏感和视力轻度下降。对于 2 期和更高阶段的 DLK,应立即掀开角膜瓣,用平衡盐溶液(BSS)进行冲洗,并强化局部类固醇治疗,以防止进展到 DLK 3 期。晚期 DLK(>3 期)可因大量细胞因子释放和连续的基质瘢痕形成而导致基质溶解,或不规则的角膜地形而引起视力降低。笔者个人建议对重度(3~4 期)DLK 患者应进行系统性的可的松治疗(1mg/kg),为期 10d。基质 DLK 诱导的伤口愈合反应可能引起残余屈光不正[9]。DLK 术后残余屈光不正或不规则角膜的再处理应延迟到首次手术

弥漫性层间角膜炎

浅层点状角膜炎

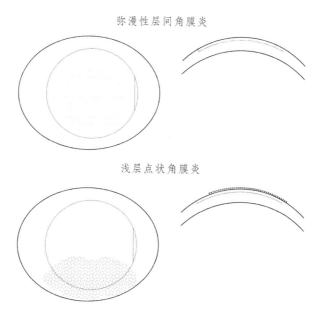

图 9.1   LASIK 术后典型 DLK 和 SPK 的示意图。

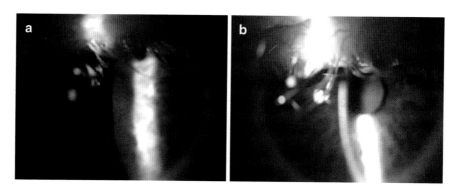

图 9.2   (a,b)双眼弥漫性层间角膜炎(DLK)1~2 期,于术后第一天出现。

后 6 个月以上,这是因为在伤口愈合过程中,角膜基质发生了暂时性结构改变。对于 DLK 4 期,由于持续的角膜基质伤口愈合反应,必要时复治应延期到 12 个月以上。笔者强烈建议再次治疗选择角膜瓣上 PRK,因为层间瘢痕和 DLK 活化会使得掀瓣变得更加复杂。

预防

术中角膜上皮糜烂和吸烟与 DLK 发生率的相关性较高[2]。碎片和微小血管翳引起的出血都能诱发 DLK,术中应尽量避免发生。对于微血管翳相关的持续性和侵袭性出血,推荐使用角膜缘海绵和术中滴眼液。

　　DLK 的出现不能完全预防,但必须避免从早期(1 期)进展到晚期。治疗 DLK 的一个关键点是鉴别浅层点状角膜炎(SPK)和 DLK,并立即用局部类固醇治疗。

感染性角膜炎

发生率和临床症状

　　感染性角膜炎必须与非感染性无菌性 DLK 相鉴别。根据 Price 等[10]的说法,在安全性和副作用方面,激光屈光手术的风险与佩戴角膜接触镜相当。幸运的是,LASIK 术后角膜炎的发生率很低,因此需要进行大规模的研究以获得有效的统计数据。LASIK 术后角膜炎(单眼和双眼)的实际发生率很难估计。美国白内障和屈光手术协会(ASCRS)对 338 550 例手术的调查显示,其发生率为 1:2919(0.035%)[11,12]。这些数据来源于独立的眼科手术中心和 56 名使用不同手术流程的手术医师。<66% 的调查问卷被回收并进行了分析,这可能导致报道 LASIK 术后发生率的偏差。大多数角膜炎(65.5%)为术后早期角膜炎。我们从 Hamburg 屈光数据库中检索并分析了在 CareVision 屈光中心进行的 14 123 项治疗,这些治疗是在 2006 年 4 月至 2008 年 4 月期间进行的。根据电子病历,感染性角膜炎的发生率为 0.087%[3]。Llovet 等提供了应用一种治疗方案[13](n=204 586)的数据结果,并计算得出 LASIK 术后角膜炎的发生率是 1:2841(=0.035%)。术后在妥布霉素滴眼液的基础上加用莫西沙星滴眼液后,同一组患者中感染性角膜炎的发生率降低至 0.011%[14]。然而,抗生素的耐药性可能会增加。迄今为止,双眼感染的风险只能通过单眼感染的风险来估计。Llovet 等发现,9 例(18 眼)患者出现双眼 LASIK 术后角膜炎(0.0084%)[13]。

　　术后感染性早发性角膜炎很少在术后 2d 内就发生,而 DLK 主要在术后第一天就会表现出来。DLK 在许多病例中呈双侧性,而早发性感染性角膜炎主要表现在术后 3~4d,伴有疼痛、眼红和视力下降(图 9.3)。

　　感染性角膜炎是一种罕见但严重的并发症。革兰阳性菌和非典型分枝杆菌是 LASIK 术后细菌性角膜炎最常见的病因。越来越多的文献报道了由罕见或不典型细菌引起的 LASIK 术后感染病例[3,15]。严重的角膜炎往往与长时间的感染和非典型菌群有关。

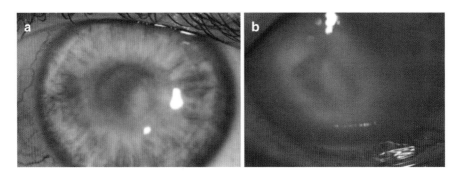

图9.3　(a,b)早期感染性角膜炎病例。

治疗

角膜炎的及时诊断和分期治疗十分关键。早期且及时掀开角膜瓣、标本的送检培养和角膜层间的冲洗对于防治永久性视力损害至关重要。这种通过早期手术治疗感染性角膜炎的方法来源于我自己的经验,以及 Llovet 等的研究中的良好视力结果[13]。早期急性角膜炎(术后<7d)的治疗包括用万古霉素(50mg/mL)冲洗角膜瓣和层间,然后用氟喹诺酮+头孢菌素强化局部治疗。该方法符合 ASCRS("白皮书")的建议[11]。对于亚急性角膜炎,推荐的治疗方案是阿米卡星冲洗角膜瓣和层间(35mg/mL),然后用氟喹诺酮+氨基乙糖苷强化局部治疗。严重病例与亚急性发作和非典型菌种感染有关。我们报道了一例非常罕见的 LASIK 术后 8 周的双眼感染[15]。尽管及时进行了冲洗和强化抗生素治疗,感染性角膜炎的进展仍然十分迅速。标本送检后培养出了木糖氧化无色杆菌。由于进行性角膜溶解、角膜穿孔和巩膜接近穿孔,双眼均进行了角膜移植。双眼在接受角膜移植后得以恢复,移植手术 8 年后患者视力稳定、角膜清亮(图9.4)。

角膜胶原交联手术是治疗 LASIK 术后进展性角膜炎的新方法[16,17]。虽然在角膜接触镜引起的严重角膜炎中观察到了角膜胶原交联手术取得的良好结果,但笔者还不能为 LASIK 术后角膜炎的角膜胶原交联手术治疗提供数据。

预防

LASIK 术后感染性角膜炎的主要危险因素是术前存在的睑缘炎、干眼症和患者依从性差,以上都是 LASIK 的相对禁忌证,但是依从性差并不能在手术前加以明确。对已存在的睑缘炎和干眼的治疗,应在手术前就控制症状。泪膜渗透压测定(TearLab)等现代技术可以客观地量化治疗的成功率,是现代屈光矫正的有用工

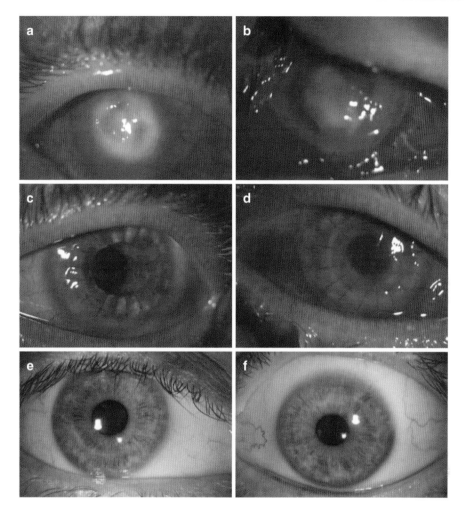

图 9.4　(a,b)LASIK 术后 8 周双眼非典型性角膜炎。(c,d)角膜移植术后 3~4 周。(e,f)角膜移植术后 8 年。

具。仔细清洁睑缘,结合局部保守的抗生素滴眼液和为期 2 周的全身多西环素口服药物治疗,有助于改善术前睑缘和睑结膜的状态。

角膜瓣皱褶/条纹

发生率和临床症状

角膜瓣皱褶分为无症状的微皱褶和有症状的粗大皱褶。不正确的复位和角膜瓣定位、揉眼睛和外伤可导致角膜瓣粗大皱褶。角膜瓣粗大皱褶通常在术后 24h

内出现,如果不进行治疗,会导致不规则散光、视力下降和光学质量下降[18,19]。

治疗

由于屈光矫正手术后快速且明显的视力改善,患者往往忽略了早期角膜瓣粗大皱褶的警示症状。但是,保守治疗将降低角膜瓣粗大皱褶的治疗成功率。早期粗大皱褶应立即采用掀瓣、冲洗、抚平(ironing)和佩戴角膜接触镜(CL)的治疗,要在没有残留视觉障碍的情况下解决问题。术后晚期的皱襞(或迟发或未确诊)可通过手术治疗,但效果不如术后早期皱褶复位。在裂隙灯下诊断发现的早期皱褶最好在手术室内进行处理,包括掀瓣、冲洗和复位。手术医师应该缓慢取下开睑器,以确保角膜瓣对合整齐并防止挤压。术后置入角膜接触镜,以便在取出开睑器后维持角膜瓣的位置。抚平后纹路不会立即消失——在某些情况下可能需要几个小时。因此,不管是否存在角膜皱褶,复位角膜瓣时应特别注意在周边角膜基质床中对齐角膜瓣的边界。

迟发的角膜皱褶是否要抹平应根据主观症状来决定。UDVA、DCVA、角膜地形图、角膜断层扫描和裂隙灯检查结果均要考虑,但主观症状是手术干预的主要参考因素。一例满意度高但发生迟发性角膜瓣皱褶的患者,只有在出现症状并报告有视力下降、夜视问题或光敏感度增加时,才应进行处理。对于延迟出现的角膜瓣移位(>3 个月),仅进行抚平可能不会达到治疗目的,建议结合处理角膜上皮损伤、水化角膜瓣、缝合。由于角膜上皮有很强的可塑性,因此可以用 BSS 或低渗溶液水化角膜瓣以更好地恢复角膜瓣无皱褶的状态;再用两块干燥的三角形海绵棒垂直于皱褶方向拉伸水化的角膜瓣。接下来,复位角膜瓣、冲洗层间,最重要的是仔细调整角膜瓣边界。此时角膜皱褶还不会消失,是否进行缝合取决于患者术前视觉障碍的程度。裂隙灯后照法可以清楚地显示出角膜皱褶(图 9.5a,b)。单纯连续缝合(图 9.5c)和间断缝合方法均是有效的。缝合方法取决于角膜瓣掀起的面积和手术医师的偏好。

在角膜地形图引导下进行准分子激光消融是治疗顽固性角膜皱褶的最后一个方法。

预防

在显微角膜板层切开刀切开角膜瓣之前应仔细标记角膜瓣,手术结束前彻底检查角膜瓣,能够将早期角膜瓣皱褶的风险降至最低。我们的经验认为,最重要应该是使角膜瓣和周边角膜之间的环形间隙最小,用三角海绵棒去除层间的 BSS

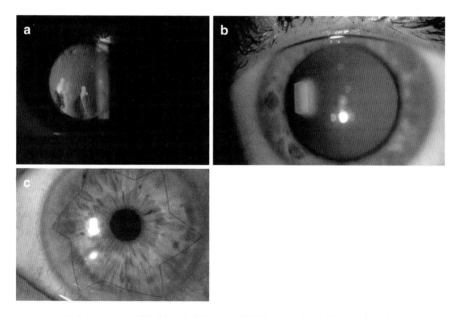

图 9.5　(a,b)裂隙灯后照法显示角膜皱褶。(c)角膜单纯连续缝合。

以及小心取出开睑器。这些措施将减少术后早期皱褶的发生。角膜瓣复位后有剧烈挤压倾向或角膜上皮糜烂倾向的患者应佩戴治疗性接触镜以减少异物感,术后即刻稳定角膜瓣。

角膜上皮内生

发生率和临床症状

　　角膜上皮内生(EIG)是手术中角膜上皮移位的结果,或是由于角膜瓣边界的不规则性和上皮黏附强度之间的不平衡造成的。采用显微角膜板层切开刀制瓣的初次 LASIK 术后 EIG 的发生率低(<0.2%),复治后 EIG 发生率增高(2.3%)[20]。诱发 EIG 的主要因素是 LASIK 术后二次手术(角膜瓣移位)和未知的角膜上皮基底膜营养不良。LASIK 手术过程中较长的掀瓣时间也增加了层间残留角膜上皮细胞的可能性。根据笔者的经验,制瓣时间比制瓣方式(显微角膜板层切开刀和飞秒激光)更显著增加 EIG 的风险。飞秒激光制瓣具有侧切和复杂层间的理论优势,但是不会降低 EIG 的发生率,反而带来更复杂的掀瓣程序,从而增加 LASIK 术后发生 EIG 的风险。

治疗

EIG 有两种形态,均匀乳白色 EIG(图 9.6a)和液滴状 EIG,两者之间的区别很重要(图 9.6b,c)。

无症状、周边的、稳定的 EIG 无须手术干预,定期观察即可。乳白色 EIG 可能发生自发溶解。

如果患者报告有视觉症状、屈光变化、明显的异物感、疼痛或出现不规则的角膜地形改变和明显的角膜瓣溶解,建议手术治疗。

笔者不建议完全掀开角膜瓣,而只是掀开累及的区域,这样可以防止角膜上皮细胞侵入先前未受影响的区域。另一方面,如果需要从层间安全地移除所有上皮岛,则必须尽可能地掀开角膜瓣。用干燥的三角形海绵棒和上皮刀小心地清除基质床上和角膜瓣下的上皮。如果有需要,可以用 20% 酒精浸泡 30s,可以帮助去除上皮。笔者经常使用这种方法来治疗原发性 EIG 去除后复发的病例。去除内生的角膜上皮需要花费很长时间。在复位角膜瓣后,必须进行非常仔细地检查,并通过裂隙灯检查进行确认。这一步骤比冲洗层间更有帮助,因为冲洗可能导致新的上皮细胞迁移到层间。手术结束时应戴好治疗性角膜接触镜,以保证术后早期角膜瓣的稳定,并且有助于减轻疼痛。在复发性 EIG 中进行角膜单纯间断缝合(图

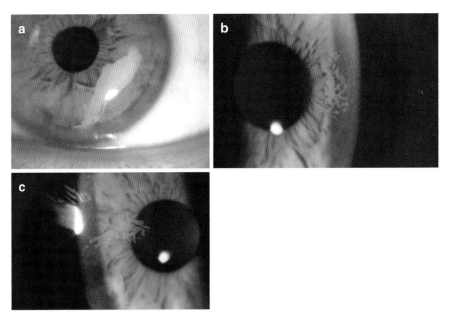

图 9.6　(a)均匀乳白色 EIG。(b,c)液滴状 EIG。

9.7a,b)或双连续缝合(图 9.7c),可以更好地密封层间、防止复发。在掀开整个角膜瓣时,最好使用如图 9.7d 所示的环形缝合。缝线应在大约 3 周后拆除。

预防

由于掀瓣是发生角膜上皮内生的主要风险因素,因此所有增效手术都应该小心处理[21]。轻柔掀瓣、清除松散的上皮岛、延长检查时间和小心清洁角膜层间可以降低发生 EIG 的风险。再次治疗后是否佩戴治疗性角膜接触镜目前还存在争议[21]。如果角膜瓣复位后发现明显的上皮脱落或明显挤压,笔者将会予以佩戴角膜接触镜。

高龄[20]、吸烟史和泪膜高渗透压似乎与较高的 EIG 发生率呈正相关。笔者不建议进行角膜瓣的广泛冲洗,因为这个过程本身可能将上皮细胞和泪液中的碎片冲洗到角膜层间中。

如果怀疑有基底膜营养不良(BMD),建议在酒精去除上皮后在角膜瓣上进行 PRK 手术治疗。然而由于基底膜营养不良的特点,屈光预测性下降,限制了加强手术的有效性。

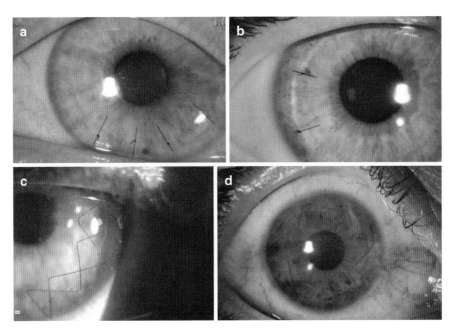

图 9.7　在去除内生的角膜上皮后对齐角膜瓣。(a,b)单纯间断缝合。(c)局部双连续缝合。(d)环形缝合。

干眼

发生率和临床症状

　　干眼(DED)或干燥性角膜结膜炎是一种常见的眼部疾病,可以引起眼表刺激症状和视力模糊,影响生活质量[22]。异物感、视力不稳定和干眼是最常见的症状。据报道,干眼在正常人群中的发生率高达 30%[23,24]。最近的一项研究表明,43%的无症状患者有干眼的临床体征[25]。年龄、女性、吸烟和睑周皮肤病变与干眼症较高的发生率有明确的相关性[26]。未经治疗和进行性的干眼综合征(DES)可导致伴有持续眼部不适和视觉障碍的干眼病(DED)。佩戴角膜接触镜,特别是长时间佩戴角膜接触镜,可以出现类似干眼症的眼部临床症状。

治疗和预防

　　干眼的泪膜稳定性和临床表现是一个多因素影响的平衡问题[27]。因此,在本章中,干眼症的预防和治疗没有分开阐述。进行性干眼的恶性循环可由外部因素(如手术)和内部因素(如免疫状态、一般健康状况、内分泌改变、年龄)诱发。术前须仔细评估泪液、睑缘和全身情况(如酒渣鼻、神经性皮炎、糖尿病、类风湿性关节炎、甲状腺疾病),发现潜在的风险,检查和权衡各个因素的影响。确定干眼严重程度的传统检查方法包括眼表疾病指数(OSDI)、角膜荧光素钠染色、丽丝胺结膜染色、泪液破裂时间(TFBUT)和 Schirmer 试验[25]。但我们也发现检查与临床症状之间并不是完全相关的[28]。在过去几年中,对泪液渗透压进行分析也很流行,它有助于进一步对干眼症状进行分期[29]。泪液渗透压可能在建立干眼症严重程度分级的客观指标中发挥重要作用[28]。轻度至中度、但稳定和可控的干眼症是进行 LASIK 手术的相对禁忌证。临床干眼症和高渗状态应在术前通过阶段治疗来获得改善,推迟 LASIK 手术直到眼部达到稳定的平衡。如果术前存在轻度干眼症,必须告知患者在术后需要进行长时间的眼部强化护理。由于长期佩戴角膜接触镜和本身存在的干眼症所导致增加的佩戴角膜接触镜不耐受,要评价其对手术的影响是一项具有挑战性的任务。理想情况下,停戴角膜接触镜 4~6 周,有助于鉴别两个因素之间的关系。中、重度干眼是屈光性激光手术的绝对禁忌证。

术后晚期并发症(>3 个月)

LASIK 术后晚期并发症

持续干眼

持续干眼的病因

干眼是最常见的眼表疾病,是角膜屈光手术后的并发症。干眼由于视力差、视觉质量下降和疼痛导致患者术后不满意[30,31]。

一方面,许多接受 LASIK 或表面消融手术的患者曾佩戴过角膜接触镜,而佩戴角膜接触镜可能出现泪液蒸发增加、角膜知觉减退和睑板腺功能障碍而导致干眼。事实上,部分患者由于干眼引起的角膜接触镜不耐受成为选择屈光手术的一个重要原因。

另一方面,角膜手术会损伤角膜神经纤维,LASIK 手术造成的角膜神经纤维的损伤多于表面消融手术所造成的损伤,可以造成角膜知觉减退和干眼。LASIK 术后干眼对神经纤维的影响引发了 LASIK 诱导的神经营养性上皮病(LINE)。也有人认为负压吸引环可以减少杯状细胞的数量,从而导致干眼[32]。

越来越多的老年人在屈光性白内障摘除和多焦点人工晶状体植入术后再接受 LASIK 和表面消融手术用来增效。这些患者易患干眼,在更年期妇女中更为常见。

有些病例会出现眨眼频率降低,或者患者的眼睑出现异常导致干眼。

持续干眼患者的诊断

所有接受角膜屈光手术的患者在术前都应该检查眼表情况,如果出现持续性干眼,应该进行复查[33]。

- 临床病史。必须询问患者有关角膜接触镜佩戴的情况。一些潜在的疾病,如糖尿病和自身免疫性疾病可能会加重眼表的问题。当使用一些全身性药物(如抗组胺药、抗高血压药、苯二氮䓬类、抗抑郁药)时,干眼症状也可能恶化。为了评估症状的严重程度,一些调查问卷(如 OSDI=眼表疾病指数)可能很有价值[34]。

- 裂隙灯检查。检查眼前节,明确有无睑缘炎、睑板腺功能障碍和点状上皮糜烂。测量泪河宽度和泪膜破裂时间。

- 角膜知觉[35]。

- Schirmer 试验。

● 其他检查:泪液清除率、泪膜渗透压和视觉质量(光学质量分析系统)。

角膜屈光手术后不规则高阶像差

视力模糊的病因和来源

人眼屈光系统中不存在完美的成像,因为大量可变的光学像差会降低屈光系统的光学性能。其中低阶像差(LOA)占比最大,占全眼波前像差的90%;离焦也是主要的像差,散光次之。高阶像差(HOA)约占全眼波前像差的10%[36]。

影响眼睛成像系统光学质量的其他因素是色差、衍射和散射。色差是光线经屈光系统产生的像差。衍射不同于反射或折射,是指直行光线所发生的偏离。光线通过瞳孔虹膜边缘时会产生衍射。理论上可以通过减少像差来改善成像质量,但不可能超过衍射所导致的成像质量的极限。眼球的散射主要原因是角膜和晶状体的弥散和透明度下降。散射光也降低了眼睛成像系统的成像质量[36](图9.8)。

常规屈光性角膜手术的高阶像差

不管是表层手术还是板层手术,即使应用个体化切削或波前像差引导的所有的角膜屈光手术术后高阶像差均会增加。屈光性角膜切削术(PRK)和准分子激光原位角膜磨镶术(LASIK)均会显著增加总波前像差、彗差和球差(图9.9)。据报道,LASIK术后高阶像差的增幅要高于表层手术,这是因为角膜瓣引入了更大的高阶像差。不管是显微角膜板层切开刀制瓣还是飞秒激光制瓣,近视眼LASIK术后眼前节高阶像差的增加是类似的(图9.10)[37]。近视矫正后角膜中央变扁平,影响角膜的自然非球面性,使角膜表面由长椭圆形变为扁圆形。类似地,远视矫正以相反的方式改变角膜形状。角膜形状的改变引起球差、彗差和散射的变化,这与瞳孔的大小直接相关,并且随着光照强度降低而变差。

在简化的眼睛屈光系统中,最常见的像差是球面像差(SA)。球面像差是由角膜中央和周围的折射率不同而导致的。在非手术眼中,角膜球差可以由晶体球差来进行部分补偿。屈光性角膜手术后,由于角膜切削区与非切削区的曲率变化,导致角膜的非球面性改变。这种现象会导致光晕的产生,即焦点周围围绕着同心圆样的模糊光。

术后高阶像差的增加导致低对比度视力、眩光和暗视力下降,这也是大多数成功的LASIK或PRK手术患者视力很好但仍然抱怨的问题。因此,通过降低高阶像差来提高对比敏感度、改善眩光和光晕的视觉质量是我们需要考虑的重要因

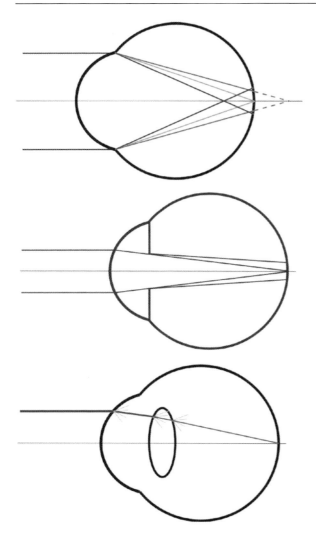

图 9.8　成像模糊的原因。色差使白色复合入射光束产生多个焦点(上图);光束通过瞳孔后,经过虹膜边缘发生衍射,产生光晕(中图);每个眼内屈光平面都产生散射(下图)。

素。高阶像差的变化是多种因素相互作用的结果,包括瞳孔大小的变化、近视矫正量、激光消融范围、偏心、角膜的非球面性、角膜不规则、Haze 和伤口愈合以及术后的长期干眼,都与术后高阶像差的增加有关。高度屈光不正的矫正比中低度屈光不正的矫正要更加显著地改变角膜形状,大瞳孔更能显示出这种差异。小光学区、大瞳孔和高度近视矫正都与球差的增加有直接相关性。

复杂准分子屈光性角膜手术的高阶像差

　　角膜不规则、偏心切削或小光学区切削都可能是准分子激光屈光手术的并发症。不规则高阶像差的增加与临床症状的关系如下:全眼彗差和水平彗差与双眼

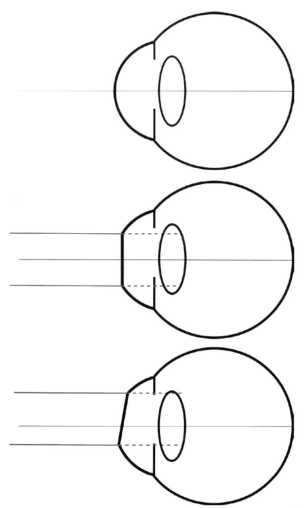

图 9.9 瞳孔偏中心的近视眼（上图）以角膜顶点（中图）为中心，通过 LASIK 手术进行屈光矫正，形成一个具有平行主平面的两个屈光平面的光学系统。当 LASIK 手术以瞳孔为中心时，结果是形成一个具有非平行的主平面的光学系统，进而导致更高的眼球像差（下图）。

复视相关，全眼像差和球差引起眩光，球差与星芒、光晕相关。

偏中心

当手术发生偏中心消融时，会导致眼睛光学系统发生不对称改变，增加高阶像差，特别是水平或垂直彗差，以及不规则散光（图 9.10）。光学区的中心定位是形成消融光学区的重要因素，然而人眼不是共轴的光学系统，很难准确地定位激光消融中心。即使是亚临床偏中心，也会导致彗差和球差这两个高阶像差，以及低阶像差如倾斜像差、离焦和柱镜的增加[38]。

偏中心产生影响较大的像差是彗差、倾斜像差和散光。垂直彗差的变化系数

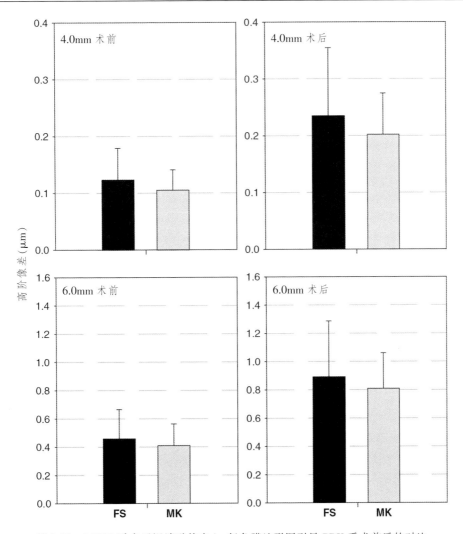

图 9.10　LASIK 手术近视消融偏中心,行角膜地形图引导 PRK 手术前后的对比。

高达 46,倾斜像差的变化系数高达 33,球差的变化系数高达 18[39]。偏中心对彗差效应的影响更为显著,而且受影响的像差类别主要由偏中心的方向决定。当偏中心在垂直方向为主时,垂直彗差增加最明显;反之,当偏中心以水平方向为主时,水平彗差受影响最大。偏心度与彗差、倾斜像差和二阶散光之间有很强的相关性[40]。

　　目前对如何定位角膜的激光消融中心,以达到尽可能地减少高阶像差的目的还存在一定争论。当患者的视线与准分子激光视标同轴时,消融中心可以定位在瞳孔中心。然而,瞳孔中心作为定位中心是不稳定的,因为它会随着瞳孔大小的变化而变化。由于每例患者都有不同的 Kappa 角或 λ 角,因此手术显微镜下无法定位视轴和角膜表面之间的交点。角膜顶点定位可以看成视轴的定位,但其实它也只比瞳孔中心定位更接近视轴。在波前像差优化的 LASIK 手术显示,彗差和球差在角膜顶点中心定位要优于瞳孔中心定位,两者视力没有差别[41]。

中心偏位比眼球旋转偏差影响更大[42]。二阶散光是由眼球旋转偏差引起的最大残余像差,而彗差是由中心定位误差引起的最大残余像差。偏中心增加的波前像差的阶数低于原像差自身的像差阶数;任何原始像差的阶数越大,偏中心引起的波前像差的误差越大。由于四阶球差是由偏中心引起的最大的高阶像差,偏中心也会引入大量的三阶彗差。

与 Zernike 金字塔边缘的像差相比,金字塔中心的 Zernike 像差对高对比度和低对比度视觉质量的影响更大[43]。偏中心引入 Zernike 金字塔中心的像差,而眼球旋转偏差引入 Zernike 金字塔周边的像差。这一发现解释了为什么偏中心比眼球旋转会造成更大的视觉影响。

角膜不规则(图 9.11)

复杂的 LASIK 手术可能会导致严重的角膜不规则,包括纽扣孔角膜瓣,小的、不完整的或偏中心的小光学区角膜瓣(图 9.12),薄、不规则、混浊的角膜瓣(图 9.13),角膜瓣微皱褶或巨皱褶,以及角膜上皮内生(9.14a,b)。PRK 术后角膜不规则通常与严重的角膜瘢痕和 Haze 有关 (图 9.14c)。当角膜的两条主子午线不呈 90°角, 散光不从一条主子午线逐渐过渡到另一条主子午线时可能会导致不规则散光。由于不同子午线的屈光力遵循的是非几何平面,而且折射光线没有对称平面,因此不规则散光不能用镜片来矫正。角膜不规则和角膜严重变形会导致眩光、光晕、单眼复视和视力下降。

不规则散光最好通过角膜像差仪来进行评估, 其中还包括角膜地形图数据的函数转换。角膜波前分析仪不受调节或眼内像差的干扰,可以只提供角膜的精确数据。角膜像差也与瞳孔大小无关,可以用不同的函数方法进行分析,通常是 Zernike 多项式和 Fourier 分析。在正常眼中,90%以上的像差来自角膜,但当角膜不规则时,这一比例更大。通过对 Zernike 分解的第 3 阶到第 8 阶高阶像差的测量,可以提供角膜不规则性的全部数据,这对于制订手术治疗计划至关重要(图 9.11)。角膜波前像差分析几乎可以用于任何角膜不规则的情况,包括严重变形的角膜。宏观上大的不规则角膜其实是由微观的小的不规则部分组成,基于这些信息可以对其进行分析和治疗。

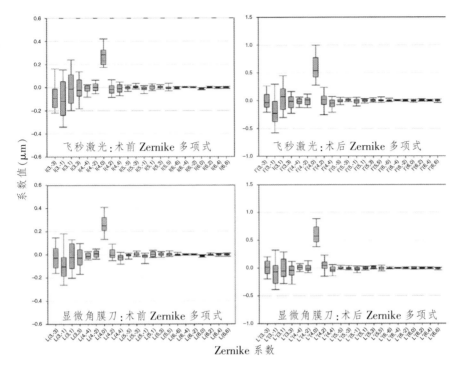

图 9.11 不同术式角膜波前像差的 Zernike 多项式分析图。

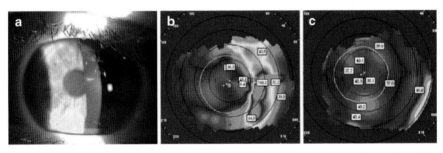

图 9.12 LASIK 手术角膜瓣蒂部偏中心(a)引起不规则散光和高阶像差增加,角膜地形图引导的 PRK 复治手术前(b)和手术后(c)。

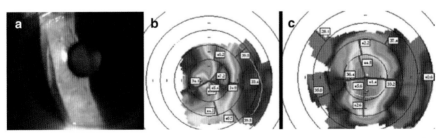

图 9.13 (a)LASIK 术后不规则的薄角膜瓣和角膜瘢痕形成。(b)术前角膜地形图。(c)角膜地形图引导的 PRK 手术后的角膜地形图。

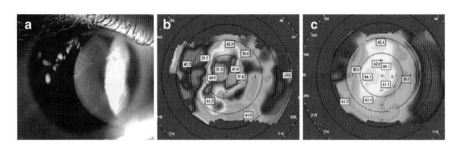

图 9.14   增加不规则高阶像差的其他原因是 LASIK 术后的角膜瓣巨皱褶(a)、角膜上皮内生(b)和 PRK 术后 Haze 的形成(c)。

角膜扩张的高阶像差

屈光术后角膜扩张是屈光激光手术一个很严重的并发症,包括进行性角膜变薄、前后角膜变陡、不规则散光、像差增加和视觉损失,这些在第 12 章中会进行详细讨论。角膜高阶像差和眼内散光均显著增加。发生角膜扩张的眼球,彗差和球差明显增高。高阶像差可用于这一并发症的早期诊断和随访病程进展。

与正常 LASIK 术后的眼相比,发生角膜扩张后的眼除了球差和彗差增加,其前角膜曲率增加,角膜中央非球面性更明显[44]。除了角膜散光增加以外,由于角膜后表面的变化,发生角膜扩张后眼内散光也会增加。角膜的球差和彗差与视力有显著的相关性:球差越负,彗差越高,矫正视力和裸眼视力越差。

不规则高阶散光的治疗

在预测高阶像差患者术后视觉质量和主诉方面,波前像差仪十分有用。角膜屈光手术后高阶像差和不规则像差的治疗可以通过角膜地形图、波前像差或两者的结合来优化[45-49]。角膜地形图引导可以妥善处理宏观的不规则像差。由角膜地形图引导的角膜波前像差,将高度图数据转换为 Zernike 和 Seidel 多项式来量化角膜波前像差同样是可行的。

通过结合角膜影像,基于角膜地形图来优化激光消融,为治疗高阶像差提供了一种合理有效的手术方法。尽管许多病例的临床症状有所改善,但仍有相当程度的矫正不足,特别是高度不规则的角膜。这项技术的主要缺点是缺少角膜地形图和激光治疗之间的直接联系,以及临床上使用的角膜地形图系统不能提供高度不规则角膜的高精度数据。本书在第 13 章"角膜切削术(TBK)"一节中将详细介绍角膜地形图引导的角膜激光手术。

波前像差分析仪在测量高度异常的角膜时也有局限性。此外,任何基于波前像差优化的屈光矫正手术都需要切除更深的角膜组织。尽管波前像差引导的手术比角膜地形图引导的手术更具理论上的优势,但根据我们的经验,角膜地形图引导的手术仍然是治疗高度异常的眼球中不规则散光和偏中心切削的首选手术方式(图 9.11 至图 9.13)。

　　该软件通常使手术医师能够积极地参与到决策过程中:手术医师可以选择光学区、过渡区和排除特定的像差。采用角膜地形图或波前像差引导的手术方法可以显著降低高阶像差,提高视力和改善患者的主观症状。角膜地形图或波前像差引导的手术方法对矫正远视和近视偏中心以及扩大夜间视力异常患者的光学区具有很大的价值。

LASIK 术后晚期并发症

外伤性角膜瓣移位

　　外伤性角膜瓣移位是 LASIK 术后并发症之一, 导致角膜表面皱褶和解剖结构变形(图 9.15)。外伤性移位在 LASIK 术后数年仍可能发生。

　　对角膜瓣移位进行诊断,需要在裂隙灯下见到伴有皱褶的角膜瓣位置发生异常。视力通常会受影响,角膜瓣移位越多,视力受损越严重。荧光素钠检查和散瞳后进行后照法检查有助于诊断轻微的皱褶和条纹(图 9.16 和图 9.17)。

　　根据移位的严重程度,我们可以看到角膜上皮、角膜瓣蒂部隆起、折叠、上皮-前弹力层皱褶和深层的上皮-前弹力层-基质皱褶。

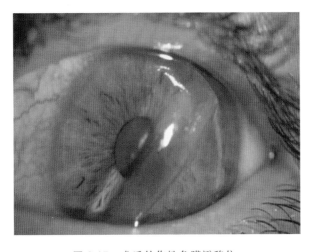

图 9.15　术后外伤性角膜瓣移位。

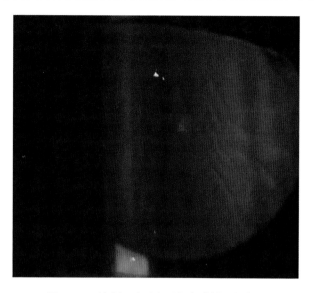

图 9.16　裂隙灯后照法下的角膜瓣巨皱褶。

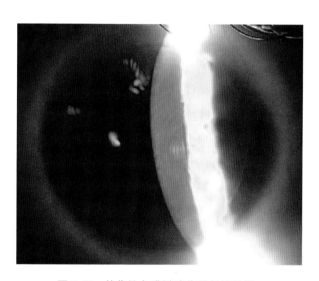

图 9.17　外伤性角膜瓣移位引起巨皱褶。

角膜瓣移位必须立即进行治疗。根据严重程度和发现时的情况,使用裂隙灯显微镜或外科手术来复位角膜瓣。裂隙灯可以很容易地解决极微小的错位,包括伴随有浅层皱褶的角膜瓣[50]。

然而,在大多数情况下,复位角膜瓣必须在手术室进行。如果怀疑 DLK 或感染,必须进行手术治疗。

手术治疗

　　首先,必须重新定位角膜瓣,使角膜瓣的边缘与角膜其他部分的边缘完全对齐。不同于术中游离角膜瓣(图 9.18),手术医师复位创伤性移位的角膜瓣时,不能借助于预先做好的标记,裸露的角膜基质通常会覆盖新的上皮,进而掩盖角膜基质床的边缘。用生理盐水或低渗溶液使移位角膜瓣水化。最后,正如 Muñoz 等描述的那样,用海绵棒或镊子将角膜瓣展开,并确保边缘干燥[51,52]。

　　如果初次治疗后仍有折叠,则必须移除上皮以减轻角膜的张力。

　　以下方法可以帮助解决持续存在的折叠和褶皱问题:

　　• 滚针技术。将注射器装满生理盐水,像擀面杖一样垂直于折叠处进行滚动,以拉平角膜瓣[50]。

　　• 热疗技术(Donnenfeld)。用加热的上皮铲抹擦角膜瓣[53]。

　　• 三明治技术(Hernández–Matamoros)。使用边缘圆钝的镊子[54]。

　　• 缝合。在一些严重的情况下,必须用尼龙线(10/0)缝合角膜瓣[55]。

　　• 屈光性角膜切削术(PTK)。拉伸角膜瓣,并进行 20s 准分子激光消融,最后要使用丝裂霉素 C[56]。

　　• 去除角膜瓣。当存在明显的视觉损伤且上述方法均未成功时,才可以考虑这一种方法。

　　无论采用何种方式拉伸角膜瓣,之后都要放置一个治疗用角膜绷带镜,以防止角膜上皮细胞内生和角膜瓣再次移位。局部滴用类固醇滴眼液、抗生素滴眼液和人工泪液。如有必要,可加上睫状肌麻痹药。

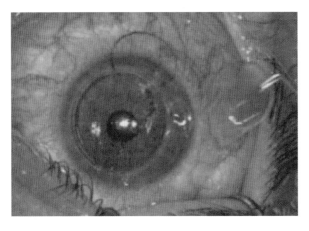

图 9.18　LASIK 术中游离角膜瓣。需要谨慎处理、精准复位。

当发现角膜上皮内生时,必须在拉伸角膜瓣之前将其去除。

如果之前术中游离角膜瓣发生完全脱位则很难处理。由于没有标记,且角膜瓣为圆形,很难正确地复位角膜瓣。我们必须用最好的方法来复位角膜瓣,并测量屈光力。如果出现严重的混合性散光,则可能是复位角膜瓣错误。应按照以下步骤处理[57]:

- 用正柱镜度数计算散光:如+2.00-4.00×150°应表示为-2.00+4.00×60°。
- 散光轴位减去45°,并乘以2。如60°-45°=15°。

  –如果结果为正,则必须顺时针旋转角膜瓣。在这个病例中,我们必须顺时针旋转15°角。

  –如果结果为负,则必须逆时针旋转角膜瓣。
- 垂直轴(90°)和所需轴位在手术前应在裂隙灯下做好标记。

治疗性角膜瓣切除术

健康角膜瓣规则光滑的界面是眼睛的第一个也是最重要的屈光界面。相反,一个不规则角膜瓣或角膜瓣下层间透明度下降,会导致严重的视力和视觉质量下降。这种角膜形状或透明度异常的病变不能通过常规方法进行屈光矫正,可以通过手术去除混浊部位,例如清除角膜瓣层间的白色密集的内生上皮,或者如本书其他章节所描述的,通过基于角膜地形图的激光消融手术来重塑角膜的规则性。健康的角膜瓣不仅是LASIK术后角膜的最佳屈光界面,它还能够保护深层基质,包括维持光滑的角膜上皮和预防Haze的Bowmann层。因此,屈光手术医师应尽一切努力来纠正角膜形态或透明度的病理变化,同时要保留角膜瓣组织。

角膜瓣很少会受损到这种程度,以至于需要去除角膜瓣以获得比损伤后的角膜瓣更光滑、干净的角膜基质表面[58,59]。

理论上,健康的角膜瓣厚度一致,形状对称,屈光力为零;因此即使予以去除,角膜也能保持之前的角膜曲率和屈光力。实际上,角膜瓣本身确实有曲率存在,以及由蒂部、切割模式与下层基质的相互作用而引起的折射力。采用两种不同的显微角膜板层切开刀制瓣,对近视LASIK术后的屈光度进行了比较,发现手术来源的散光平均为0.35D,这可能与角膜瓣的本身形态有关[60]。因此,去除或失去这样一个健康的角膜瓣,将产生新的屈光度数。另一方面,有瘢痕的病理性角膜瓣、角膜瓣溶解或角膜瓣基质丢失,将会产生高度不规则的散光,这种散光会影响DCVA,并导致严重的视觉症状。在手术医师认为没有角膜瓣会更好的情况下,他们才可能采用角膜瓣切除术。这是一个不可逆的手术,只有当所有的方法都不能保留角膜瓣、有用视力丧失时才能使用。

角膜瓣切除术的手术指征:

• 非常不规则的散光难以矫正,不愿意接受保守治疗和基于角膜地形图的激光消融。

• 光学区的角膜瓣组织丢失。

• 由角膜炎或未治疗的中央角膜上皮内生所引起的大范围角膜瓣基质溶解。

• 角膜瓣瘢痕,光学区角膜瓣混浊。

• 佩戴硬性角膜接触镜不能提高 DCVA,或不能耐受硬性角膜接触镜。

去除角膜瓣的目的是让新的上皮细胞覆盖暴露的角膜基质层,形成一个规则的表面,类似于 PRK 后的角膜。这个规则的表面会逐渐愈合,并有稳定的屈光力,以及可接受的矫正视力。其他屈光手术可以在后期再进行。

角膜瓣切除术的手术步骤如下:

• 掀开角膜瓣,去除角膜瓣蒂部。确定角膜基质床能覆盖整个光学区域。

• 彻底刮除界面上残留的上皮组织或瘢痕组织。

• 0.02% 丝裂霉素 C 作用 30s。

• 局部滴用抗生素和可的松滴眼液。

• 佩戴治疗性角膜接触镜。

角膜瓣切除术后,角膜曲率取决于原角膜瓣的大小和形状,以及导致病变角膜瓣的相关并发症。无论是前弹力层下显微角膜板层切开还是飞秒激光制瓣,均应形成角膜瓣下规则的基质表面。老一代的旋转式显微角膜板层切开刀会产生中心较薄的角膜瓣,在切除后可能导致不规则的基质曲率。据报道,老式显微角膜板层切开刀制作的角膜瓣会产生高阶像差[61,62]。去除这样的角膜瓣将暴露现有的切削所产生的高阶像差,并且不能纠正不规则散光。角膜瓣切除术后基质混浊的发生可显著降低视力和视觉质量,术中应用 MMC 可以预防基质混浊的发生。

在进行简单的角膜瓣切除术后应随访数月观察角膜,直到角膜上皮重塑和光滑效果达到稳定。只有这样,才能考虑其他的手术方式。

切除角膜瓣的情况是罕见的,很少有文献记录,因为他们通常会寻求不同的专家意见。我们有两个转诊病例做了充分记录,在这些病例中我们指出并实施了角膜瓣切除。

病例 1:近视,游离小角膜瓣。一例 32 岁男性患者,右眼低度近视散光(-1.25-0.75×087°=1.0),使用 Schwind MK 准分子激光,术中不完全游离角膜瓣,直径小于 7mm,中周部有撕裂,角膜瓣蒂部在鼻侧。立即中止准分子激光消融,正确复位不完全游离角膜瓣。4 个月和 10 个月后,角膜瓣出现持续性巨皱褶和蒂部瘢痕,DCVA 低(UCVA:0.1,DCVA:-2.5-0.75×055°=0.3)。为矫正巨皱褶进行角膜瓣缝合,但 DCVA 没有提高。又过了 4 个月,小角膜瓣瘢痕化伴巨大皱褶,瓣边缘溶解,予以切除(图 9.19)。0.02%MMC 持续作用 30s。术后 8 个月后,规则散光得到很好的矫正,UCVA 为 0.3,DCVA:(+3.00-2.00×031°=0.9),平均角膜曲率为40.8D。角膜基质透亮,最小厚度为 485μm。下一步治疗计划是 PRK 手术联合MMC 治疗。切除角膜瓣前后的角膜地形图显示,伴随角膜规则性改善 DCVA 也得到提高(图 9.20)。

病例 2:46 岁女性患者,左眼低度近视散光 (−1.25-1.00×003°=1.20),使用Moria SBK MK,术中发生游离角膜瓣。角膜瓣厚度为 81μm,正常大小,形状规则,并进行了准分子激光消融。复位角膜瓣后,佩戴治疗用角膜接触镜。4 个月后,角膜瓣瘢痕化、卷曲并向下方移位。角膜中央上皮化,没有角膜瓣覆盖。令人惊讶的是,视力尚可,UCVA 为 0.65,DCVA 为(+2.00-1.25×095°=1.1)。再次治疗时去除了瘢痕化、卷曲的角膜瓣,并使用了 MMC。令人惊讶的是,4 个月后,切除后的角膜基质床再次发生上皮化,且没有任何瘢痕,UDVA 为 1.2。患者无须进一步治疗。角膜瓣切除前后的角膜地形图显示,切除角膜瓣后角膜规则性改善与 UCVA 相对应(图 9.21 至图 9.26)。

总之,一个不规则的角膜瓣与下方健康的角膜基质一起,可以导致持续的不规则散光和低 DCVA。有时候,去除整个角膜瓣可以很好地解决这个问题。由于文献中很少有报道,这一方法应仅视为尝试性的。

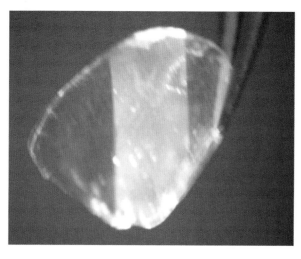

图 9.19 切除下来的小角膜瓣。

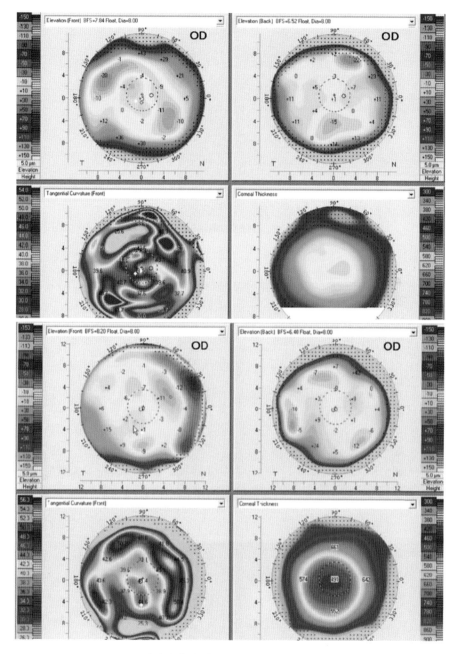

图 9.20　游离小角膜瓣。切除前,切除后角膜地形图。

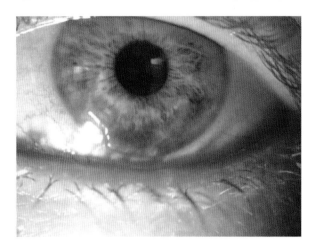

图 9.21　切除前卷曲的角膜瓣。

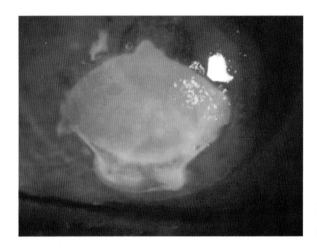

图 9.22　切除瘢痕化、卷曲的角膜瓣后，立即进行荧光素钠染色。

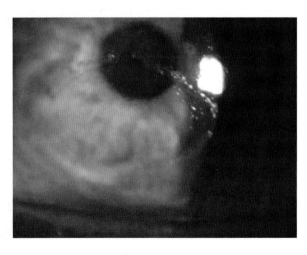

图 9.23　术中切除角膜瓣。

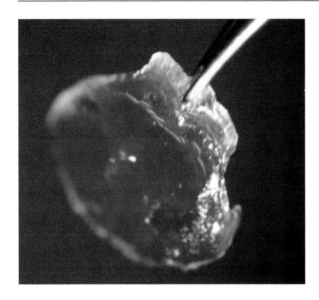

图 9.24 切下来的角膜瓣。

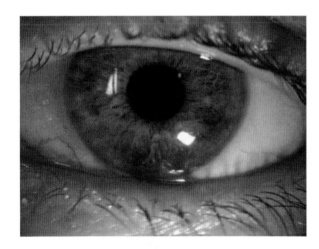

图 9.25 切除角膜瓣 1 周后。

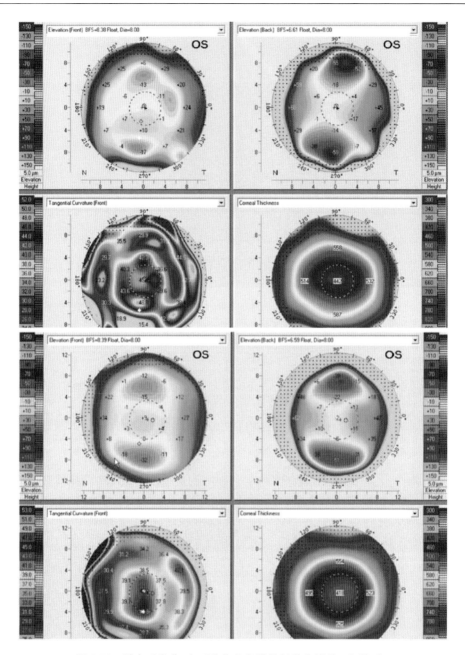

图 9.26 游离后卷曲、向下移位的角膜瓣行激光消融。切除后。

（尹叶薇 傅艳燕 译）

参考文献

术后早期并发症

1. Randleman JB, Shah RD. LASIK interface complications: etiology, management, and outcomes. J Refract Surg. 2012;28(8):575–86.
2. Gritz DC. LASIK interface keratitis: epidemiology, diagnosis and care. Curr Opin Ophthalmol. 2011;22(4):251–5.
3. Linke SJ, Richard G, Katz T. Infectious keratitis after LASIK–update and survey of the literature. Klin Monbl Augenheilkd. 2011;228(6):531–6.
4. Ambrosio Jr R, Periman LM, Netto MV, Wilson SE. Bilateral marginal sterile infiltrates and diffuse lamellar keratitis after laser in situ keratomileusis. J Refract Surg. 2003;19(2):154–8.
5. Boorstein SM, Henk HJ, Elner VM. Atopy: a patient-specific risk factor for diffuse lamellar keratitis. Ophthalmology. 2003;110(1):131–7.
6. Linebarger EJ, Hardten DR, Lindstrom RL. Diffuse lamellar keratitis: diagnosis and management. J Cataract Refract Surg. 2000;26(7):1072–7.
7. Diaz-Valle D, Arriola-Villalobos P, Sanchez JM, Santos Bueso E, de la Casa JM, Sardina RC. Late-onset severe diffuse lamellar keratitis associated with uveitis after LASIK in a patient with ankylosing spondylitis. J Refract Surg. 2009;25(7):623–5.
8. Buhren J, Cichocki M, Baumeister M, Kohnen T. Diffuse lamellar keratitis after laser in situ keratomileusis. Clinical and confocal microscopy findings. Ophthalmologe. 2002;99(3):176–80.
9. Spadea L, Giammaria D, Trabucco P. Corneal wound healing after laser vision correction. Br J Ophthalmol. 2016;100(1):28–33.
10. Price MO, Price DA, Bucci Jr BSFA, Durrie DS, Bond WI, Price Jr FW. Three-year longitudinal survey comparing visual satisfaction with LASIK and contact lenses. Ophthalmol. 2016;123(8):1659–66.
11. Donnenfeld ED, Kim T, Holland EJ, Azar DT, Palmon FR, Rubenstein JB, et al. ASCRS white paper: management of infectious keratitis following laser in situ keratomileusis. J Cataract Refract Surg. 2005;31(10):2008–11.
12. Solomon R, Donnenfeld ED, Azar DT, Holland EJ, Palmon FR, Pflugfelder SC, et al. Infectious keratitis after laser in situ keratomileusis: results of an ASCRS survey. J Cataract Refract Surg. 2003;29(10):2001–6.
13. Llovet F, de Rojas V, Interlandi E, Martin C, Cobo-Soriano R, Ortega-Usobiaga J, et al. Infectious keratitis in 204 586 LASIK procedures. Ophthalmology. 2010;117(2):232–8, e1–4.
14. Ortega-Usobiaga J, Llovet-Osuna F, Djodeyre MR, Llovet-Rausell A, Beltran J, Baviera J. Incidence of corneal infections after laser in situ keratomileusis and surface ablation when moxifloxacin and tobramycin are used as postoperative treatment. J Cataract Refract Surg. 2015;41(6):1210–6.
15. Linke SJ, Skevas C, Richard G, Katz T. Bilateral achromobacter xylosoxidans keratitis after laser in situ keratomileusis. J Cataract Refract Surg. 2010;36(6):1045–7.
16. Kymionis GD, Kankariya VP, Kontadakis GA. Combined treatment with flap amputation, phototherapeutic keratectomy, and collagen crosslinking in severe intractable post-LASIK atypical mycobacterial infection with corneal melt. J Cataract Refract Surg. 2012;38(4):713–5.
17. Price MO, Price Jr FW. Corneal cross-linking in the treatment of corneal ulcers. Curr Opin Ophthalmol. 2016;27(3):250–5.
18. Probst LE, Machat J. Removal of flap striae following laser in situ keratomileusis. J Cataract Refract Surg. 1998;24(2):153–5.
19. Jackson DW, Hamill MB, Koch DD. Laser in situ keratomileusis flap suturing to treat recalcitrant flap striae. J Cataract Refract Surg. 2003;29(2):264–9.
20. Caster AI, Friess DW, Schwendeman FJ. Incidence of epithelial ingrowth in primary and retreatment laser in situ keratomileusis. J Cataract Refract Surg. 2010;36(1):97–101.

21. Chan CC, Boxer Wachler BS. Comparison of the effects of LASIK retreatment techniques on epithelial ingrowth rates. Ophthalmology. 2007;114(4):640–2.

22. Miljanovic B, Dana R, Sullivan DA, Schaumberg DA. Impact of dry eye syndrome on vision-related quality of life. Am J Ophthalmol. 2007;143(3):409–15.

23. The epidemiology of dry eye disease: report of the Epidemiology Subcommittee of the International Dry Eye WorkShop. Ocul Surf. 2007;5(2):93–107.

24. Moss SE, Klein R, Klein BE. Prevalence of and risk factors for dry eye syndrome. Arch Ophthalmol. 2000;118(9):1264–8.

25. Sullivan BD, Crews LA, Messmer EM, Foulks GN, Nichols KK, Baenninger P, et al. Correlations between commonly used objective signs and symptoms for the diagnosis of dry eye disease: clinical implications. Acta Ophthalmol. 2014;92(2):161–6.

26. Yoon SY, Bae SH, Shin YJ, Park SG, Hwang SH, Hyon JY, et al. Low serum 25-hydroxyvitamin D levels Are associated with Dry Eye syndrome. PLoS One. 2016;11(1):e0147847.

27. Management and therapy of dry eye disease: report of the Management and Therapy Subcommittee of the International Dry Eye WorkShop. Ocul Surf. 2007;5(2):163–78.

28. Suzuki M, Massingale ML, Ye F, Godbold J, Elfassy T, Vallabhajosyula M, et al. Tear osmolarity as a biomarker for dry eye disease severity. Invest Ophthalmol Vis Sci. 2010;51(9):4557–61.

29. Pepose JS, Sullivan BD, Foulks GN, Lemp MA. The value of tear osmolarity as a metric in evaluating the response to dry eye therapy in the clinic and in clinical trials. Am J Ophthalmol. 2014;157(1):4–6. e1.

持续干眼

30. Llovet-Osuna F, Ortega-Usobiaga J. Cirugía refractiva. Protocolos. Madrid: Sociedad Española de Oftalmología; 2014.

31. Rosenfeld SI. Evaluation and management of post-LASIK dry eye syndrome. Int Ophthalmol Clin. 2010;50:191–9.

32. Benítez del Castillo JM, del Río T, Iradier MT, Hernández JL, Castillo A, García-Sánchez J. Decrease in tear secretion and corneal sensitivity after LASIK. Cornea. 2001;20:30–2.

33. Vico E, Benítez del Castillo JM, Giménez R, Fernández C, García-Sánchez J. Validación del índice de función lagrimal para el diagnostico de ojo seco. Arch Soc Esp Oftalmol. 2004;79:265–72.

34. Donate J, Benítez del Castillo JM, Fernández C, García-Sánchez J. Validación de un cuestionario para diagnostico del ojo seco. Arch Soc Esp Oftalmol. 2002;77:493–500.

35. Benitez-del-Castillo JM, Acosta MC, Wassfi MA, Diaz-Valle D, Gegundez JA, Fernandez C, Garcia-Sanchez J. Relation between corneal innervation with confocal microscopy and corneal sensitivity non-contact esthesiometry in patients with dry eye. Invest Ophthalmol Vis Sci. 2007;48:173–81.

角膜屈光手术后不规则高阶像差

36. Lombardo M, Lombardo G. Wave aberration of human eyes and new descriptors of image optical quality and visual performance. J Cataract Refract Surg. 2010;36:313–31.

37. Muñoz G, Albarrán-Diego C, Ferrer-Blasco T, García-Lázaro S, Cerviño-Expósito A. Long-term comparison of corneal aberration changes after laser in situ keratomileusis: Mechanical microkeratome versus femtosecond laser flap creation. J Cataract Refract Surg. 2010;36:1934–44.

38. Mrochen M, Kaemmerer M, Mierdel P, Seiler T. Increased higher-order optical aberrations after laser refractive surgery: a problem of subclinical decentration. J Cataract Refract Surg.

2001;27:362–9.

39. Padmanabhan P, Mrochen M, Viswanathan D, Basuthkar S. Wavefront aberrations in eyes with decentered ablations. J Cataract Refract Surg. 2009;35:695–702.

40. Lee S-B, Hwang B-S, Lee J. Effects of decentration of photorefractive keratectomy on the Induction of higher order wavefront aberrations. J Refract Surg. 2010;26:731–43.

41. Arbeláez MC, Vidal C, Arba-Mosquera S. Clinical outcomes of corneal vertex versus central pupil references with aberration-free ablation strategies and LASIK. Invest Ophthalmol Vis Sci. 2008;49:5287–94.

42. Wang L, Koch DD. Residual higher-order aberrations caused by clinically measured cyclotorsional misalignment or decentration during wavefront-guided excimer laser corneal ablation. J Cataract Refract Surg. 2008;34:2057–62.

43. Applegate RA, Ballentine C, Gross H, Sarver EJ, Sarver CA. Visual acuity as a function of Zernike mode and level of root mean square error. Optom Vis Sci. 2003;80:97–105.

44. Piñero D, Alió JL, Barraquer RI, Uceda-Montañés A, Murta J. Clinical characterization of corneal ectasia after myopic laser in situ keratomileusis based on anterior corneal aberrations and internal astigmatism. J Cataract Refract Surg. 2011;37:1291–9.

45. Lin DT, Holland SR, Rocha KM, Krueger RR. Method for optimizing topography-guided ablation of highly aberrated eyes with the Allegretto wave excimer laser. J Refract Surg. 2008;24:S439–45.

46. Shaheen MS, El-Kateb M, Hafez TA, Piñero DP, Khalifa MA. Wavefront-guided laser treatment using a high-resolution aberrometer to measure irregular corneas: a pilot study. J Refract Surg. 2015;31:411–8.

47. Camellin M, Arba-Mosquera S. Simultaneous aspheric wavefront-guided transepithelial photorefractive keratectomy and phototherapeutic keratectomy to correct aberrations and refractive errors after corneal surgery. J Cataract Refract Surg. 2010;36:1173–80.

48. Kanellopoulos AJ, Binder PS. Management of corneal ectasia after LASIK with combined, same-day, topography-guided partial transepithelial PRK and collagen cross-linking: the Athens protocol. J Refract Surg. 2011;27:323–31.

49. Sakla H, Altroudi W, Muñoz G, Albarrán-Diego C. Simultaneous topography-guided partial photorefractive keratectomy and corneal collagen cross-linking for keratoconus. J Cataract Refract Surg. 2014;40:1430–8.

LASIK 术后晚期并发症

50. Lichter H, Rusell GE, Waring III GO. Repositioning the Laser in situ keratomileusis flap at the slit lamp. J Refract Surg. 2004;20:166–9.

51. Muñoz G, Albarrán-Diego C, Sakla HF. Increased risk for flap dislocation with perioperative brimonidine use in femtosecond laser in situ keratomileusis. J Cataract Refract Surg. 2000;35:1338–42.

52. Muñoz G, Alió JL, Perez-Santonja JJ. Successful treatment of severe wrinkled corneal flap after laser in situ keratomileusis with deionized water. Am J Ophthalmol. 2000;29:91–2.

53. Donnenfeld ED, Perry HD, Doshi SJ. Hyperthermic treatment of post-LASIK corneal striae. J Cataract Refract Surg. 2004;30:620–5.

54. Hernández-Matamoros J, Iradier MT, Moreno E. Treating folds and striae after laser in situ keratomileusis. J Cataract Refract Surg. 2001;27:350–2.

55. Kuo IC, Jabbur NS, O'Brien TP. Photorefractive keratectomy for refractory laser in situ keratomileusis flap striae. J Cataract Refract Surg. 2008;34:330–3.

56. Jackson DW, Hamill MB, Koch DD. Laser in situ keratomileusis flap suturing to treat recalcitrant flap striae. J Cataract Refract Surg. 2003;29:264–9.

57. Baviera J. Dislocated flaps. How to solve free flaps with no marks or flap malposition. In: Alió JL, Azar DT, editors. Management of complications in refractive surgery. Berlin: Springer; 2008. p. 21–7.

治疗性角膜瓣切除术

58. Garcia-Gonzalez M, Gil-Cazorla R, Teus MA. Surgical flap amputation for central flap necrosis after laser in situ keratomileusis. J Cataract Refract Surg. 2009;35:2018–21. doi:10.1016/j.jcrs.2009.05.045.

59. Kymionis GD, Kankariya VP, Kontadakis GA. Combined treatment with flap amputation, phototherapeutic keratectomy, and collagen crosslinking in severe intractable post-LASIK atypical mycobacterial infection with corneal melt. J Cataract Refract Surg. 2012;38:713–5. doi:10.1016/j.jcrs.2012.01.009.

60. Katz T, Frings A, Richard G, Steinberg J, Druchkiv V, Linke SJ. Flap-induced astigmatism in eyes with sphere myopia correction: Superior hinge using a rotating microkeratome versus nasal hinge using a linear microkeratome. J Cataract Refract Surg. 2015;41:1160–7.

61. Rocha KM, Randleman JB, Stulting RD. Analysis of microkeratome thin flap architecture using Fourier-domain optical coherence tomography. J Refract Surg. 2011;27:759–63.

62. Stahl JE, Durrie DS, Schwendeman FJ, Boghossian AJ. Anterior segment OCT analysis of thin IntraLase femtosecond flaps. J Refract Surg. 2007;23:555–8.

第 10 章

SMILE 手术并发症及处理

Anders Ivarsen, Jesper Hjortdal

引言

正如本书前几章所描述的,30 年前准分子激光进入角膜屈光手术领域,引发了屈光不正临床矫正的一场革命。最初,准分子激光治疗用于表面消融术;然而,由于术后舒适度更好、屈光度更稳定,激光原位角膜磨镶术(LASIK)逐渐成为大多数屈光手术医师的首选。近年来,随着更精密的准分子激光的发展和飞秒激光制瓣辅助 LASIK 手术的出现,临床结果获得稳步改善。目前,LASIK 手术是世界上最成功的手术之一,具有高精度、高安全性和良好的患者满意度。

尽管准分子激光屈光手术取得了巨大的成功,但仍然存在一些潜在的缺点。角膜水化、室内湿度、患者年龄、判读误差和激光频率[4,45]几种因素影响着激光消融精度。此外,在表面消融术中,术后伤口愈合可能会影响长期屈光结果,导致近视回退和角膜基质混浊等高度近视矫正手术常见的并发症[41]。相对应地,LASIK 术后可能出现角膜瓣相关并发症,包括外伤性角膜瓣移位[16]、切断角膜基质神经纤维导致的干眼[30]、生物力学强度降低导致的术源性角膜扩张[11]。虽然罕见,这些并发症仍然是准分子激光角膜屈光手术的重要挑战。这些问题将在本书的指定章节中进行深入讨论。

屈光性角膜基质透镜取出术

屈光性角膜基质透镜取出术(ReLEx®)是近年来发展起来的一种新型屈光性角膜矫正手术。在 ReLEx 中,先用 VisuMax®飞秒激光(Carl Zeiss Meditec,Jena,Germany)在角膜基质内切割出一个可以取出的屈光性角膜基质透镜,手术医师可以通过类似 LASIK 手术的角膜瓣(飞秒激光角膜基质透镜取出术,FLEx)或通过角膜周边一个 2~4mm 宽的隧道(全飞秒激光小切口角膜基质透镜取出术, SMILE)取出角膜基质透镜,使前部基质层受到的干扰最小。今天,FLEx 主要用作 ReLEx 手术医师的入门级手术。

目前,VisuxMax 飞秒激光是一种 500kHz、1043nm 的固态 Nd:Glass 激光,它能根据特定的激光设备产生能量约为 150nJ 的脉冲。每一个激光脉冲都会在焦点处产生一个小的等离子体气泡,从而使得局部组织发生光爆破作用。当单个空化气泡融合时,会在角膜基质中切开一个界面,对周围组织造成的损伤最小。Visumax 使用具有高数值孔径的凹面接触镜将激光聚焦在角膜基质中。单个脉冲的直径约为 $1\mu m$,通常以螺旋形的方式发射到 $3\sim5\mu m$ 的范围内。一个闪烁的固定目标有助于患者将视轴对准接触镜的顶点,而对角膜缘的负压吸引确保了激光手术过程中眼球能保持固视稳定性。

手术要先扫描屈光性基质透镜的后表面和侧面,再扫描直径稍大的前表面以便于手术操作,最后制作隧道(FLEx 手术为角膜瓣)。整个激光治疗需时 20~30s,这取决于精确的激光设置。激光扫描结束后,手术医师使用钝性分离器械或铲刀分离残余的组织桥,并用镊子取出透镜(图 10.1)。有关手术方法的详细信息,请参阅文献[34,36,40]。

尽管 SMILE 手术仍然是一种相对较新的手术方式,但多个国家的研究中心已经证明,其临床效果和患者满意度与 LASIK 相当。一些研究集中在中高度近视患者[14,34-36,40,43,44],但是关于低度近视[23,33,52]或散光[17,19,24,54]的研究也证实了 SMILE 手术可以取得很好的效果。和 LASIK 与 PRK 一样,SMILE 手术对低度近视的矫正效果比高度近视更好。

目前,ReLEx 常用于矫正中高度近视和近视散光,而对极低度近视或复治中取出一个非常薄的薄透镜,以及进行环状切除矫正远视都尚处于开发研究中,还没有商业化推广。SMILE 手术矫正近视散光的疗效、可预测性和复治率与 LASIK 手术相近。

一项随访 1 年、包含 27 例中度近视共 53 只手术眼的研究[35]指出,88%患者获得了 logMAR 0 及以上的 UDVA,12%患者的 DCVA 下降了 1 行,31%患者的 DCVA 增加了 1 行,3%增加了 2 行。1 年后的平均 SE 为-0.19±0.19。未见严重并发症的报告。在最近一项对 722 例中高度近视合并散光的回顾性研究中[13],术后 3 个月时,88%手术眼的屈光度达到了±0.5D 的可预测性,98%手术眼的屈光度在 1±1D 以内,83%手术眼获得了 logMAR 0.1 或以上的 UDVA,1.6%的 DCVA 下降了 2 行或 2 行以上。这些结果和其他研究一起表明,SMILE 手术的短时安全

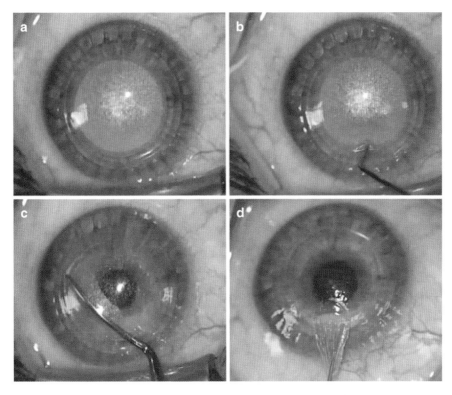

图 10.1　(a)飞秒激光切削即刻的角膜。(b)用 Sinskey 钩打开切口。(c)用钝性分离器械分离角膜基质透镜前后表面。(d)通过周围的小切口取出透镜。

性与 LASIK 和 PRK 一样好。500Hz SMILE 手术平台的长期安全性尚未公布,但是由于 SMILE 的扩张风险较低,其安全性预计将超过 LASIK 手术。

　　与准分子激光手术相比,ReLEx 有几个潜在的优势。这种接触式治疗避免了上方治疗可能导致的误差,在 ReLEx 中激光治疗是在完整的角膜上进行的,而不是像 LASIK 或表面消融术那样在暴露的角膜基质上进行, 因此避免了准分子激光治疗中与角膜水化相关的潜在变异性。许多研究发现,ReLEx 引起的高阶像差要小于 LASIK[9,12,26],即使在对比度明显的照明条件下,它也具有更好的对比敏感度,视觉质量变差的可能性也更小。

　　与 LASIK 手术相比,SMILE 手术只对最前部的基质层造成微小创伤,引起的炎症反应更小[10]。经证实,SMILE 手术比制备角膜瓣的手术更能保护角膜基质神经纤维[3,15,25,29,41,42,48],这似乎降低了术后干眼的风险[5,15,51]。此外,SMILE 手术后角膜的生物力学强度优于制备角膜瓣的手术[32,39];然而,目前的临床检测方法还难以证明其生物力学优势[1,7,22,37,38,42,44,47,50]。即便如此,由于前部基质层的完整性,一般认为正常眼的 SMILE 手术与制备角膜瓣的手术相比，发生医源性角膜扩张的风险更低。

目前，VisuMax 激光适用于等效球镜度数在–0.50~–10D 的近视矫正，可矫正柱镜度数达 5D。尚不可用于远视治疗，尽管临床试验仍在进行中。VisuMax 激光已获得欧洲合格评定(Conformité Européenne)备案，目前正在接受 FDA(美国食品药品监督管理局)的评估。

自 ReLEx 第一次被报道以来，手术方式从 FLEx 演变为 SMILE，VisuMax 激光的重复频率从 200kHz 增加到 500kHz，并且优化了激光光斑大小、能量和距离的设置。所有这些调整都会影响手术后的临床结果，在评估手术时应予以考虑。然而，这些变化调整大多发生在该平台 SMILE 手术商业化运用之前。然而，本章将重点放在当前的 500kHz Visumax 激光 SMILE 手术的围术期或术后并发症上。

围术期并发症

SMILE 手术的并发症可能与激光手术本身有关，也可能与随后的角膜基质透镜分离和取出有关。一般来说，围术期的并发症相对较少(表 10.1)，只有很少的文献对其进行了系统评价[18,31]。

失吸

在激光扫描过程中，Visumax 使用低压吸引来固定眼球。从安全性的角度来看，低压对眼内压的压迫作用可能更小。此外，患者在激光治疗的第一步可以看到

表 10.1　视力术语和缩写

切口处角膜上皮缺损	2.5%~11%(Vestergaard 2012，Sekundo 2011，Ivarsen，Ramirez–Miranda，Sekundo 2014)
切口边缘轻微撕裂	2.1%~6.1%(Sekundo 2011，Ivarsen)
失吸	0.8%~4.4%(Ivarsen，Sekundo，Sekundo 2014，Wong，Ramirez–Miranda 2015)
不透明气泡层	?~4.4%(Ramirez–Miranda 2015)
黑斑	?~3.8%(Ramirez–Miranda 2015)
透镜取出困难	2.2%~3.8%(Ivarsen，Sekundo 2014)
中央角膜上皮缺损	0.3%(Ivarsen 2014)
角膜帽穿孔	0.3%(Ivarsen 2014)
大撕裂	0.1%(Ivarsen 2014)

绿色的固定光源。然而,低吸引力和 20s 或更长时间的激光治疗增加了切削屈光性角膜基质透镜时失吸的风险。在激光手术过程中,失吸随时可能发生,甚至可能影响手术医师下一步的操作。如果后表面切削已经完成,通常可以重新进行吸引并继续手术。然而,在后表面切削尚未完成的情况下,激光可能无法立即进行复治,因为重新吸引可能会导致轻微的侧方或前后移位,从而影响后表面的屈光力。因此,对于切削后表面时发生失吸的患者,必须考虑将手术方式转为 LASIK 或表面消融术。而对于在手术后期发生失吸的患者,可以尝试立即复治。

据报道,SMILE 手术过程中发生失吸的风险为 0.8%~4.4%[18,31,34,35,49]。以上大多数研究中,只有少数患者接受了检查,但在一项 1574 眼的研究中,失吸风险仅为 0.8%[18],表明手术医师的学习曲线可能对失吸风险存在影响。接触面上液体的流动也可能是失吸的一个危险因素,患者过度焦虑也会是一个促进因素,因为不自主的眼球运动可以很容易地挣脱相对较低的吸力。因此,患者在围术期的心理准备和情绪安慰至关重要。

只有少量文献专门评估了 SMILE 手术失吸的结果[18,49]。其中一篇文献提到,14 眼中有 7 眼立即进行了继续手术,6 眼复治成功,1 眼治疗过程较复杂,出现了不规则散光[18]。在另一篇文献中,接受 SMILE 手术的 8 眼中有 6 眼获得成功复治,其中 1 眼随后进行了激光表面消融和丝裂霉素 C[49]的处理,以纠正残余的屈光不正。因此,尽管立即复治是一种选择,但在每一种情况下都应仔细评估并发症的风险,必要时可考虑转为 LASIK 手术或表面消融术。

屈光性角膜基质透镜不完整切削

除了上述与失吸相关的病例外,目前还没有关于角膜基质透镜未完整分离的发生率的系统性报道。文献中仅见的零星报道由其他原因引起。然而,激光扫描过程中的任何时间点都可能出现不完整切削,包括一些文献报道了手术需要用钻石刀打开角膜囊袋的切口[31,34]。

激光扫描过程中形成不透明气泡层(OBL),是飞秒激光用于角膜的已知并发症。OBL 代表空化气泡在角膜基质中的扩散,有报道称其可以影响 LASIK 手术角膜瓣的切削[20]。如果在激光模式前,OBL 扩散到未经治疗的角膜基质中,可能使得分离和取出基质透镜时出现不完全切削区域和随后的分离困难。激光能量的设置对 OBL 的形成有重要影响,早期 OBL 的出现将导致激光能量的降低。尽管有一篇文章报道了明显的 OBL 可以影响角膜周围切口[31],但由于文献报道的缺乏,临床上 OBL 的总体发生率似乎非常有限。

有报道称，由于眼球表面和激光负压吸引环之间的偶合界面有气泡或碎片，激光扫描时形成黑斑，也会导致角膜基质透镜分离困难[31]。作者观察到，160眼中有6眼（3.8%）出现黑斑，导致基质透镜分离困难，但对术后的临床结果没有影响。然而，据我们所知并没有其他关于黑斑的报道发表，这表明黑斑对临床效果影响可能是有限的。对接前仔细擦拭角膜表面可减少黑斑的发生，如果在对接处有大量气泡或碎片，可考虑使用新的负压吸引环重新对接。

角膜基质透镜取出困难

在切口不完美的情况下，分离困难可能导致层间基质不规则，甚至屈光性透镜不能完整取出，导致不规则散光和潜在的严重术后视觉障碍。眼前节光学相干断层扫描（图10.2）可显示出未完整取出的基质透镜，但文献中仅见零星报道[6,35]，发生这种情况的原因仍然未知。然而，有几项研究报告称，在角膜基质透镜取出过程中偶尔会遇到困难[18,31,34,35]。在一项大数据队列研究中，1574眼中有34眼（2.2%）发生了这一并发症[18]。其中33眼的基质透镜最终被完整取出，而1眼手术中止，改为表面消融手术。总的来说，基质透镜取出困难与视力恢复缓慢相关，有些患者的视力恢复需要长达数月的时间。

从理论上讲，矫正很低度数的近视可能会增加基质透镜取出的困难，因为非常薄的基质透镜很容易被撕裂。然而，低度近视的手术矫正已多有报道[23,33,52]，尚不清楚提出角膜基质透镜取出不完全的风险是否还停留在理论层面上。

角膜帽穿孔或撕裂

在SMILE手术中，角膜基质透镜是通过一个狭窄的周边切口取出的，通常长度只有2~3mm。由于手术入路狭窄，分离或取出基质透镜的操作可能导致切口边缘出现小裂口。据报道，这些微小撕裂的发生率为2.1%~6.1%[18,34]，对术后临床结果没有任何影响。少数情况下，过度操作或不受控的眼球运动可能会导致角膜帽出现大撕裂[18,31]。在一组1574眼中，撕裂的发生率小于0.1%（1眼）。在特定情

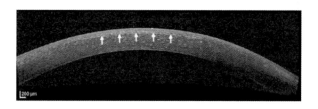

图10.2　眼前节OCT显示残留的角膜基质透镜。

况下,佩戴角膜绷带镜进行治疗,最终对长期的视觉效果没有影响[18]。

角膜帽穿孔是另一种少见的并发症,通常发生在切口对面的周围角膜(图 10.3)。在对 1574 眼的回顾性研究中,观察到 4 例(0.25%)角膜帽穿孔,均用角膜绷带镜成功进行了治疗,术后没有任何长期影响[18]。

角膜上皮损伤

角膜切口周围的轻微上皮损伤相对来说比较常见,据报道其发生率为 2.5%~11.3%[18,31,34,35,40]。这些轻微的外周上皮损伤大部分在术后第一天就已经愈合,并且没有对术后结果产生任何负面影响。相比之下,大的、角膜中央上皮损伤是比较少见的,发生率仅为 0.3%[18];然而,这些并发症与术后角膜层间的炎症反应和有临床意义上的 Haze 形成有关,术后视力会出现短暂下降(图 10.4)。

术后并发症

SMILE 手术术后并发症主要与角膜表面或基质层间的改变、角膜屈光力的改变或术后感染有关。总的来说,术后并发症相对发生率高(表 10.2),但对术后视力有显著影响的并发症并不多见。

表面或层间相关并发症

SMILE 手术中角膜表面相关的并发症很少见。有文献指出,SMILE 术后第 1 天 4.8%眼(n=75)有角膜干燥,到了术后第 3 个月,除 4 眼外,其余眼角膜干燥的

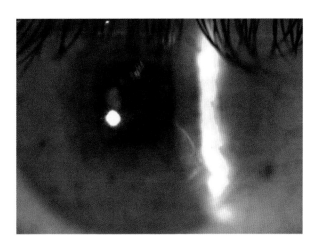

图 10.3 SMILE 术后 1d,角膜帽周边穿孔。

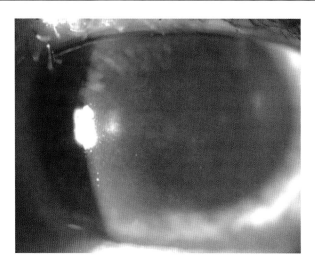

图 10.4 SMILE 术后基质层间弥漫的 Haze。

表 10.2 术后并发症

前弹力层细微变形	60%（Luo）
轻微的 Haze	4.0%~19%（Ivarsen，Kamiya，Sekundo 2014）
暂时性角膜表面干燥	4.8%（Ivarsen）
基质微皱褶	4.0%~10%（Sekundo 2011，Kamiya）
视力恢复缓慢	1.5%
切口附近上皮岛	0.6%~2.0%（Sekundo 2011，Sekundo 2014，Ivarsen）
层间的纤维或碎屑	0.4%（Ivarsen）
单眼光晕	0.4%（Ivarsen）
层间炎症	0.3%~1.6%（Zhao 2015，Ivarsen 2014）
角膜炎	0.3%（Ivarsen）

症状均获得缓解(Ivarsen)。目前还没有 SMILE 手术后严重干眼的报道。有几篇论文证实,SMILE 手术对角膜基质神经纤维和角膜感觉的影响很小，术后干眼程度比制备角膜瓣手术更轻微[5,10,15,51]。

SMILE 术后,4%~10%的眼发现有角膜基质微皱褶,且临床症状不明显[21,22,34]。同样地,用光学相干断层扫描显示前弹力层有轻微扭曲,而且,随着近视矫正度数的增加,其发生率越高[27,53]。虽然有报道称,手术 1 个月后有高达 60%的眼出现了前弹力层的轻微扭曲,但并没有临床意义。

据报道,SMILE 手术后 4%~19%的眼会出现角膜 Haze[18,21,22,35],其中最常见的是 0.5 级的暂时性混浊。更严重的 Haze 似乎很少见。在一个大样本研究中,SMILE 术后 3 个月时只有 0.4% 的眼出现 1 级 Haze[18]。同一项研究发现,只有 0.1% 的眼视力受到显著影响,并在接下来的一年里逐渐提高到术前水平。

角膜层间无菌性炎症反应是弥漫性病变的另一种少见原因。在一项研究中,它与中央角膜上皮脱落的发生有关[18],发生率为 0.3%~1.6%[18,55],所有研究显示,通过使用短期局部类固醇可以控制症状,不会出现晚期后遗症。

SMILE 手术后,有 0.6%~2.0% 的手术眼在切口附近的角膜基质层间可观察到少量的上皮细胞岛[18,34,35]。这些上皮细胞岛通常对术后效果没有影响,大多数情况下,无特殊治疗也会逐渐消失,只留下轻微的瘢痕(图 10.5)[18]。

也有少量报道指出,SMILE 手术后角膜层间残留有细小纤维或碎片,如果影响了角膜中心的透明,可以考虑进行冲洗。然而,周边轻微的层间混浊可以留在原位,通常不会对术后视力造成任何症状或影响[18]。

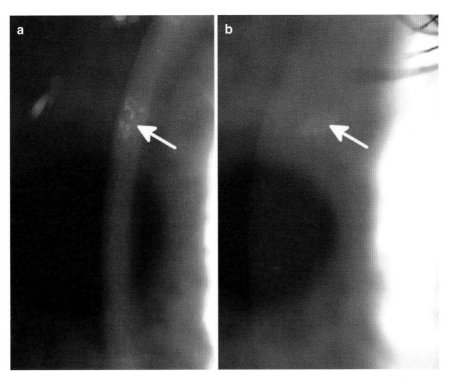

图 10.5　(a)SMILE 术后 3 个月,靠近周边切口的上皮岛(箭头所示)。(b)同一眼,术后 1 年,上皮岛消失,只有模糊的间质瘢痕(箭头所示)。

与视力或屈光结果相关的并发症

据报道,SMILE 手术 3 个月后有 2.3% 眼出现了 2 行或更多的 DCVA 显著下降[14]。在迄今为止最大的一项研究中,所有 DCVA 早期下降的眼都显示视力慢慢恢复,并在术后 1~2 年内逐渐提高到术前视力的一行以内[18]。在大多数文献中没有指出明确的原因导致视力恢复延迟。然而在一些眼中可能与术中角膜基质透镜取出困难,导致术后角膜地形图不规则,角膜基质光散射增加有关[1,2,18]。

由于术后角膜地形图不规则而产生的单眼眩光,是另一种少见的并发症(图 10.6a),据报道,1574 眼中有 6 眼存在这一情况[18]。多数患者没有明显的诱因,仅 1 眼出现围术期并发症。大多数情况下症状会逐渐改善,因此建议保守治疗。但在 SMILE 手术数月后仍没有改善时,角膜地形图引导的 PRK 结合围术期丝裂霉素 C 的应用已被证明是改善症状的有效方法(图 10.6b,c)[17,19]。

感染性角膜炎

SMILE 手术后角膜基质微生物感染是一种罕见但严重的并发症,报道称发生率为 0.3%(图 10.7)[18]。由于很难从角膜基质中获得样本,因此鉴定致病微生物比较困难。预防措施可能包括术前局部应用抗生素或聚维酮碘,以及术后短期局部应用抗生素。治疗策略包括局部使用抗生素和用抗生素溶液冲洗角膜基质层间。最终结果取决于治疗成功与否。在最坏的情况下可能会导致视力显著下降,需要进一步的手术干预以恢复视力。

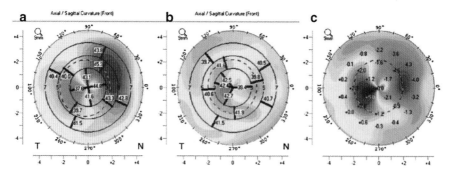

图 10.6　(a)复杂 SMILE 术后 3 个月后的不规则角膜地形图。(b)角膜地形图引导的 PRK 手术,结合术中应用 0.02% 丝裂霉素 C 20s,术后 3 个月的角膜地形图。(c)从 A 到 B 的角膜地形图的差异图。

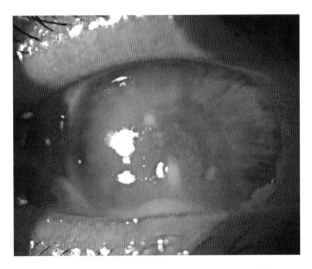

图 10.7　SMILE 手术后数天发生微生物感染性角膜炎。确切的病原体未能鉴定出来,但患者对局部滴用莫西沙星、氯霉素滴眼液、头孢呋辛溶液冲洗角膜层间的治疗反应良好。

角膜生物力学变化

　　LASIK 术后最令人担心的晚期并发症之一是医源性角膜扩张症和圆锥角膜样角膜地形图的发展[11]。与 LASIK 相比,SMILE 手术中角膜前基质层几乎完好无损。这导致了一种假设,即 SMILE 术后角膜的生物力学强度比 LASIK 手术甚至 PRK 手术更强[32,39]。然而,支持 SMILE 手术生物力学优越性的临床研究却很少。因此,在用气压仪器测量 SMILE 手术后的生物力学参数方面,研究结果存在矛盾[28,37,38],在不同屈光手术之间显示出生物力学存在显著差异的报道很少[1,2,7,21,22,37,43,44,47,50]。更为复杂的是,最近有两篇文章报道了 SMILE 手术后明显的角膜扩张[8,46];然而,这两个病例中,术前的角膜地形图上已显示为明显的顿挫性改变。因此,术前角膜地形图正常的患者在 SMILE 手术后尚未表现出医源性角膜扩张,但需要进一步的证据来阐明 SMILE 手术对生物力学的影响。目前,对于患者的选择和治疗,应与所有其他角膜屈光手术一样谨慎进行。

总结

　　与准分子激光手术(如 PRK 或 LASIK)相比,SMILE 代表了一种完全不同的矫正屈光不正的手术方法。由于治疗的特点,SMILE 在技术上要求更高,并且有许多不同的围术期和术后并发症。然而,尽管手术方法困难,但 SMILE 手术具有显著临床影响的并发症很少,总体上与准分子激光手术的并发症是相同程度的。此外,如引言所述,SMILE 比 LASIK 有几个潜在的优点,包括引入更少的高阶像差、更少损伤角膜基质神经纤维以及术后更好的生物力学强度。因此,尽管这项技术仍然很新,但 SMILE 已经证明了它的潜力,并且在全世界越来越多的眼科手术中心使用。虽然这项技术仍然只能在一个手术平台上使用,但是在未来几年内,见证屈光性透镜取出手术的发展和进步将是一件非常有意义的事情。

(尹叶薇 傅艳燕 译)

参考文献

1. Agca A, Ozgurhan EB, Demirok A, Bozkurt E, Celik U, Ozkaya A, Cankaya I, Yilmaz OF. Comparison of corneal hysteresis and corneal resistance factor after small incision lenticule extraction and femtosecond laser-assisted LASIK: a prospective fellow eye study. Cont Lens Anterior Eye. 2014;37(2):77–80.

2. Agca A, Ozgurhan EB, Yildirim Y, Cankaya KI, Guleryuz NB, Alkin Z, Ozkaya A, Demirok A, Yilmaz OF. Corneal backscatter analysis by in vivo confocal microscopy: fellow eye comparison of small incision lenticule extraction and femtosecond laser-assisted LASIK. J Ophthalmol. 2014;2014:265012.

3. Agca A, Cankaya KI, Yilmaz I, Yildirim Y, Yasa D, Olcucu O, Demircan A, Demirok A, Yilmaz OF. Fellow Eye comparison of nerve fiber regeneration after SMILE and femtosecond laser-assisted LASIK: a confocal microscopy study. J Refract Surg. 2015;31(9):594–8.

4. Ang EK, Couper T, Dirani M, Vajpayee RB, Baird PN. Outcomes of laser refractive surgery for myopia. J Cataract Refract Surg. 2009;35(5):921–33.

5. Denoyer A, Landman E, Trinh L, Faure JF, Auclin F, Baudouin C. Dry eye disease after refractive surgery: comparative outcomes of small incision lenticule extraction versus LASIK. Ophthalmology. 2015;122(4):669–76.

6. Dong Z, Zhou X. Irregular astigmatism after femtosecond laser refractive lenticule extraction. J Cataract Refract Surg. 2013;39(6):952–4.

7. Dou R, Wang Y, Xu L, Wu D, Wu W, Li X. Comparison of corneal biomechanical characteristics after surface ablation refractive surgery and novel lamellar refractive surgery. Cornea. 2015;34(11):1441–6.

8. El-Naggar MT. Bilateral ectasia after femtosecond laser-assisted small-incision lenticule extraction. J Cataract Refract Surg. 2015;41(4):884–8.

9. Ganesh S, Gupta R. Comparison of visual and refractive outcomes following femtosecond laser-assisted lasik with smile in patients with myopia or myopic astigmatism. J Refract Surg. 2014;30(9):590–6.

10. Gao S, Li S, Liu L, Wang Y, Ding H, Li L, Zhong X. Early changes in ocular surface and tear inflammatory mediators after small-incision lenticule extraction and femtosecond laser-assisted laser in situ keratomileusis. PLoS One. 2014;9(9):e107370.

11. Geggel HS, Talley AR. Delayed onset keratectasia following laser in situ keratomileusis. J Cataract Refract Surg. 1999;25:582–6.

12. Gyldenkerne A, Ivarsen A, Hjortdal JØ. Comparison of corneal shape changes and aberrations induced By FS-LASIK and SMILE for myopia. J Refract Surg. 2015;31(4):223–9.

13. Hansen RS, Lyhne N, Grauslund J, Vestergaard AH. Small-incision lenticule extraction (SMILE): outcomes of 722 eyes treated for myopia and myopic astigmatism. Graefes Arch Clin Exp Ophthalmol. 2016;254(2):399–405.

14. Hjortdal JØ, Vestergaard AH, Ivarsen A, Ragunathan S, Asp S. Predictors for the outcome of

small-incision lenticule extraction for Myopia. J Refract Surg. 2012;28(12):865–71.

15. Ishii R, Shimizu K, Igarashi A, Kobashi H, Kamiya K. Influence of femtosecond lenticule extraction and small incision lenticule extraction on corneal nerve density and ocular surface: a 1-year prospective, confocal, microscopic study. J Refract Surg. 2015;31(1):10–5.

16. Iskander NG, Peters NT, Anderson Penno E, Gimbel HV. Late traumatic flap dislocation after laser in situ keratomileusis. J Cataract Refract Surg. 2001;27:1111–4.

17. Ivarsen A, Hjortdal J. Correction of myopic astigmatism with small incision lenticule extraction. J Refract Surg. 2014;30(4):240–7.

18. Ivarsen A, Asp S, Hjortdal J. Safety and complications of more than 1500 small-incision lenticule extraction procedures. Ophthalmology. 2014;121(4):822–8.

19. Ivarsen A, Hjortdal JØ. Topography-guided photorefractive keratectomy for irregular astigmatism after small incision lenticule extraction. J Refract Surg. 2014;30(6):429–32.

20. Jung HG, Kim J, Lim TH. Possible risk factors and clinical effects of an opaque bubble layer created with femtosecond laser-assisted laser in situ keratomileusis. J Cataract Refract Surg. 2015;41(7):1393–9.

21. Kamiya K, Shimizu K, Igarashi A, Kobashi H. Visual and refractive outcomes of femtosecond lenticule extraction and small-incision lenticule extraction for myopia. Am J Ophthalmol. 2014;157(1):128–134.e2.

22. Kamiya K, Shimizu K, Igarashi A, Kobashi H, Sato N, Ishii R. Intraindividual comparison of changes in corneal biomechanical parameters after femtosecond lenticule extraction and small-incision lenticule extraction. J Cataract Refract Surg. 2014;40(6):963–70.

23. Kim JR, Kim BK, Mun SJ, Chung YT, Kim HS. One-year outcomes of small-incision lenticule extraction (SMILE): mild to moderate myopia vs. high myopia. BMC Ophthalmol. 2015;15:59.

24. Kobashi H, Kamiya K, Ali MA, Igarashi A, Elewa ME, Shimizu K. Comparison of astigmatic correction after femtosecond lenticule extraction and small-incision lenticule extraction for myopic astigmatism. PLoS One. 2015;10(4):e0123408.

25. Li M, Zhou Z, Shen Y, Knorz MC, Gong L, Zhou X. Comparison of corneal sensation between small incision lenticule extraction (SMILE) and femtosecond laser-assisted LASIK for myopia. J Refract Surg. 2014;30(2):94–100.

26. Lin F, Xu Y, Yang Y. Comparison of the visual results after SMILE and femtosecond laser-assisted LASIK for myopia. J Refract Surg. 2014;30(4):248–54.

27. Luo J, Yao P, Li M, Xu G, Zhao J, Tian M, Zhou X. Quantitative analysis of microdistortions in Bowman's layer using optical coherence tomography after SMILE among different myopic corrections. J Refract Surg. 2015;31(2):104–9.

28. Mastropasqua L, Calienno R, Lanzini M, Colasante M, Mastropasqua A, Mattei PA, Nubile M. Evaluation of corneal biomechanical properties modification after small incision lenticule extraction using Scheimpflug-based noncontact tonometer. Biomed Res Int. 2014;2014:290619.

29. Mohamed-Noriega K, Riau AK, Lwin NC, Chaurasia SS, Tan DT, Mehta JS. Early corneal nerve damage and recovery following small incision lenticule extraction (SMILE) and laser in situ keratomileusis (LASIK). Invest Ophthalmol Vis Sci. 2014;55(3):1823–34.

30. Pérez-Santonja JJ, Sakla HF, Cardona C, Chipont E, Alió JL. Corneal sensitivity after photorefractive keratectomy and laser in situ keratomileusis for low myopia. Am J Ophthalmol. 1999;127:497–504.

31. Ramirez-Miranda A, Ramirez-Luquin T, Navas A, Graue-Hernandez EO. Refractive lenticule extraction complications. Cornea. 2015;34 Suppl 10:S65–7.

32. Reinstein DZ, Archer TJ, Randleman JB. Mathematical model to compare the relative tensile strength of the cornea after PRK, LASIK, and small incision lenticule extraction. J Refract Surg. 2013;29(7):454–60.

33. Reinstein DZ, Carp GI, Archer TJ, Gobbe M. Outcomes of small incision lenticule extraction (SMILE) in low myopia. J Refract Surg. 2014;30(12):812–8.

34. Sekundo W, Kunert KS, Blum M. Small incision corneal refractive surgery using the small incision lenticule extraction (SMILE) procedure for the correction of myopia and myopic astigmatism: results of a 6 month prospective study. Br J Ophthalmol. 2011;95(3):335–9.

35. Sekundo W, Gertnere J, Bertelmann T, Solomatin I. One-year refractive results, contrast sensitivity, high-order aberrations and complications after myopic small-incision lenticule extrac-

tion (ReLEx SMILE). Graefes Arch Clin Exp Ophthalmol. 2014;252(5):837–43.

36. Shah R, Shah S, Sengupta S. Results of small incision lenticule extraction: all-in-one femto-second laser refractive surgery. J Cataract Refract Surg. 2011;37(1):127–37.

37. Shen Y, Chen Z, Knorz MC, Li M, Zhao J, Zhou X. Comparison of corneal deformation parameters after SMILE, LASEK, and femtosecond laser-assisted LASIK. J Refract Surg. 2014;30(5):310–8.

38. Shen Y, Zhao J, Yao P, Miao H, Niu L, Wang X, Zhou X. Changes in corneal deformation parameters after lenticule creation and extraction during small incision lenticule extraction (SMILE) procedure. PLoS One. 2014;9(8):e103893.

39. Sinha Roy A, Dupps Jr WJ, Roberts CJ. Comparison of biomechanical effects of small-incision lenticule extraction and laser in situ keratomileusis: finite-element analysis. J Cataract Refract Surg. 2014;40(6):971–80.

40. Vestergaard A, Ivarsen AR, Asp S, Hjortdal JØ. Small-incision lenticule extraction for moder-ate to high myopia: Predictability, safety, and patient satisfaction. J Cataract Refract Surg. 2012;38(11):2003–10.

41. Vestergaard AH, Hjortdal JØ, Ivarsen A, Work K, Grauslund J, Sjølie AK. Long-term out-comes of photorefractive keratectomy for low to high myopia: 13 to 19 years of follow-up. J Refract Surg. 2013;29(5):312–9.

42. Vestergaard AH, Grønbech KT, Grauslund J, Ivarsen AR, Hjortdal JØ. Subbasal nerve mor-phology, corneal sensation, and tear film evaluation after refractive femtosecond laser lenticule extraction. Graefes Clin Exp Ophthalmol. 2013;251(11):2591–600.

43. Vestergaard AH, Grauslund J, Ivarsen AR, Hjortdal JØ. Central corneal sublayer pachymetry and biomechanical properties after refractive femtosecond lenticule extraction. J Refract Surg. 2014;30(2):102–8.

44. Vestergaard AH, Grauslund J, Ivarsen AR, Hjortdal JØ. Efficacy, safety, predictability, contrast sensitivity, and aberrations after femtosecond laser lenticule extraction. J Cataract Refract Surg. 2014;40(3):403–11.

45. Walter KA, Stevenson AW. Effect of environmental factors on myopic LASIK enhancement rates. J Cataract Refract Surg. 2004;30(4):798–803.

46. Wang Y, Cui C, Li Z, Tao X, Zhang C, Zhang X, Mu G. Corneal ectasia 6.5 months after small-incision lenticule extraction. J Cataract Refract Surg. 2015;41(5):1100–6.

47. Wang D, Liu M, Chen Y, Zhang X, Xu Y, Wang J, To CH, Liu Q. Differences in the corneal biomechanical changes after SMILE and LASIK. J Refract Surg. 2014;30(10):702–7.

48. Wei S, Wang Y. Comparison of corneal sensitivity between FS-LASIK and femtosecond lenti-cule extraction (ReLEx flex) or small-incision lenticule extraction (ReLEx smile) for myopic eyes. Graefes Arch Clin Exp Ophthalmol. 2013;251(6):1645–54.

49. Wong CW, Chan C, Tan D, Mehta JS. Incidence and management of suction loss in refractive lenticule extraction. J Cataract Refract Surg. 2014;40(12):2002–10.

50. Wu D, Wang Y, Zhang L, Wei S, Tang X. Corneal biomechanical effects: small-incision lenti-cule extraction versus femtosecond laser-assisted laser in situ keratomileusis. J Cataract Refract Surg. 2014;40(6):954–62.

51. Xu Y, Yang Y. Dry eye after small incision lenticule extraction and LASIK for myopia. J Refract Surg. 2014;30(3):186–90.

52. Xu Y, Yang Y. Small-incision lenticule extraction for myopia: results of a 12-month prospec-tive study. Optom Vis Sci. 2015;92(1):123–31.

53. Yao P, Zhao J, Li M, Shen Y, Dong Z, Zhou X. Microdistortions in Bowman's layer following femtosecond laser small incision lenticule extraction observed by Fourier-domain OCT. J Refract Surg. 2013;6:1–7.

54. Zhang J, Wang Y, Wu W, Xu L, Li X, Dou R. Vector analysis of low to moderate astigmatism with small incision lenticule extraction (SMILE): results of a 1-year follow-up. BMC Ophthalmol. 2015;15:8.

55. Zhao J, He L, Yao P, Shen Y, Zhou Z, Miao H, Wang X, Zhou X. Diffuse lamellar keratitis after small-incision lenticule extraction. J Cataract Refract Surg. 2015;41(2):400–7.

第 11 章

准分子激光表层切削手术的并发症及处理

Johannes Steinberg, Stephan J. Linke

引言

本章概述了最早应用,但仍然不可或缺的角膜屈光激光手术。目前最常用的角膜屈光手术是在角膜基质的表面(LASIK)或角膜基质内(SMILE®)形成角膜板层的激光板层角膜屈光手术,而表面切削手术(SA)旨在通过直接消融角膜表层来重塑角膜曲率。准分子激光表层切削手术(SA)是第一种利用准分子激光进行角膜屈光治疗的手术方法,并彻底改变了屈光手术的世界。最早应用的表层切削手术是准分子激光屈光性角膜切削术(PRK)。它是 30 多年前屈光矫正激光手术的先驱,并于 1995 年获得美国食品药品监督管理局(US FDA)的批准[1,2]。表层切削手术的共同原则是单纯的机械性操作,或在酒精或准分子激光的帮助下去除角膜上皮组织(表 11.1)。去除上皮组织后,使用氟氩混合气产生波长为 193nm 的紫外光束来消融角膜组织。现代准分子激光系统的脉冲频率为 200~500Hz。角膜组织吸收了发射过来的激光能量,因此切削效果集中在表层,而不会波及角膜的深层组织。角膜分子的结合能为 3.6~6.4eV。在激光消融过程中,激光会破坏这些分子之间的连接[3-5],将组织直接分离挥发,在消融过程中可观察到烟雾排出。因此,激光对周围角膜组织几乎没有光破坏或热损伤[6]。

高能量、短脉冲、飞点技术和角膜组织内的高吸收率,产生了一种高度精确、可控、节省角膜组织的手术,消融面积仅为 0.6mm²,每次脉冲的深度仅为 0.25μm[7]。表 11.1 总结了表层切削手术的差别和特点。

表 11.1　表层切削手术去除上皮组织的方法

表层切削手术	PRK	LASEK	Epi-LASIK 去上皮	Epi-LASIK 保留上皮	t-PRK
去除角膜上皮	用角膜上皮刀或机械刷进行机械刮除	使用金属环或海绵片，用 20% 的酒精浸泡作用于角膜 30s，将上皮从 Bowman 层分离出来	自动微型角膜上皮刀去除角膜上皮。上皮予以丢弃	自动微型角膜上皮刀制作带蒂的角膜上皮瓣。激光消融后复位角膜上皮瓣	在屈光消融之前，先用准分子激光去除角膜表层 50μm
赞成	/	完整取出上皮。损伤比 PRK 小	没有酒精刺激	没有酒精刺激。理论上可更快愈合，疼痛更轻微	光学区确定，"无接触"技术
反对	对 Bowman 膜造成意外损害。增加角膜表面和基质不均匀的风险	酒精刺激	需要负压吸引环和自动分离器	需要负压吸引环和自动分离器	由于上皮厚度不均匀，屈光矫正效果可预测性较差

历史回顾

PRK 是最早的表层切削手术,1985 年,Theo Seiler 首次在盲眼上采用机械去除角膜上皮的方法实施了该项手术[2]。进行该手术方式的缺点是增加了损伤Bowman 层的风险,同时,由于上皮细胞黏附性很强,并且(上皮)细胞损伤导致了细胞因子大量释放而产生了粗糙的创面。为了进一步改进 PRK 手术,1996 年首次报道了利用酒精去上皮的手术方法[8]。酒精可以降低角膜上皮–基底膜之间的黏附力,因此,使用较小的机械力就可以完整地去除上皮组织。同时,基底膜与下方 Bowman 层的锚定不会受到影响[9]。保留下来的 Bowman 层作为一道完整的屏障,避免在手术的第一步由于上皮损伤而过度释放细胞因子。改良的表层切削手术的优势在于减少了角膜基质的炎症反应。在发明了无须大量使用机械力就能去除角膜上皮细胞的简单方法之后, 下一个历史性进步是以一种浅层角膜瓣的形式去除整个上皮。通过一个特制的酒精罩,按照预先设定的直径和时间使用酒精,在直接提起上皮瓣之前, 先用钻切将疏松的上皮层循环切割 270°至 Bowman 层 (“epi-on”-程序),或将上皮层切割 360°并移除,在进行激光消融后也不予以复位(“epi-off”-程序)。这种 “准分子激光上皮瓣下角膜磨镶术” 在 1998 年首次报道, 并被称为 LASEK 手术[10]。在 2003 年,又引入了一种表层切削手术方式 Epi-LASIK[11]。此术式通过负压吸引环固定眼球后,用一个钝性刀片高速震动,将上皮和附着的基底膜与 Bowman 层机械性分离。其优点是 Epi-LASIK 完全避免了有细胞毒性和有潜在刺激性的酒精溶液的使用。与 LASEK 一样,如表 11.1 所示,epi-on 和 epi-off 的方式是可行的。尽管在理论上“epi-on”方式中角膜基质的炎症反应减少了,但临床研究未能证实其优越性[12,13]。因此,大多数 LASEK 和 Epi-LASIK 手术医师更喜欢 epi-off 方式(见第 11 章)。

准分子激光表层切削手术最新的术式是经上皮准分子激光角膜切削术(t-PRK)。因此,角膜上皮组织是由准分子激光去除的。其优点是操作简单、省时,而且可以在不引起不规则切削的情况下,去除含瘢痕组织的上皮。另一个潜在的好处是受损的上皮细胞释放的细胞因子可以迅速蒸发,尽管临床效果并不显著[14]。

虽然现代的 t-PRK 手术考虑了中央和周围上皮层厚度的差异, 但潜在的缺点是去除角膜上皮的固定切削方式容易导致过矫或者欠矫[15]。这可能导致第一步 t-PRK 后残留部分上皮细胞,或切除部分 Bowman 层。在这种情况下,第二步(准分子激光消融角膜基质)可能就不如想象的那样可预测[14]。

在现代屈光手术中,准分子激光表层切削术尽管是"最古老"的激光屈光手术方式,但其应用范围仍比较广泛:

- 存在角膜偏薄、陡峭或平坦,睑裂偏小、眼窝偏深等特殊解剖的眼睛。
- 发生机械性眼外伤风险高的特殊职业(如特种部队军人,对抗性较强的运动员)。
- 角膜不规则患者的屈光矫治(如,角膜地形图引导的PRK)。
- 角膜上皮基底膜营养不良/不规则的患者的屈光矫治(PRK)。
- LASIK或SMILE术后再治,如果掀瓣(LASIK)或行基质透镜取出(SMILE)不可行,可考虑行SA进行再次矫正。

结合这些适应证,以及行准分子激光表层切削术后可获得较好的生物力学稳定性,我们认为在现代角膜屈光性激光治疗手术中,表层切削手术作为一种有效的治疗选择不应该被低估[16]。

准分子激光表层切削手术(SA)的并发症及处理

表层切削手术(SA)包含了多种不同的角膜激光屈光的手术方式,这些术式统一将准分子激光消融应用于Bowman层。表层切削手术包括了PRK、LASEK和Epi-LASIK,这些均已经在本书的第1章中进行了描述。除了角膜激光视力矫正手术的一般并发症(如偏心切削和角膜扩张)外,表层切削手术还存在一些特殊的挑战和并发症,这些内容将在以下章节中介绍。

术中并发症

不规则切削

表层切削手术的第一步是去除角膜上皮。PRK手术中可采用机械、激光或乙醇辅助去除角膜上皮。在LASEK和Epi-LASIK手术中则会制作一个角膜上皮瓣而达到去除角膜上皮的目的。表层切削手术进行这一步操作的共同目标是确保在接下来的准分子消融过程中,能够均匀暴露无上皮的Bowman层。如果由于未仔细去除角膜上皮,或由于角膜瘢痕累及角膜上皮,而导致未能完全去除角膜上皮组织,会增加发生不规则消融的风险。此外,如果使用Epi-LASIK显微角膜刀引起潜在的Bowman层缺损,可能导致角膜表面变得不规则,从而增加不规则切削的风险。如果去除角膜上皮后进行激光消融的间隔时间明显延长,风险也会增加,这是因为水的不均匀蒸发增强了。这可能导致脱水角膜组织的连续性局部(不规则散光)或整体(屈光过矫)变薄。在 PRK 或 LASEK 术中应用酒精(时间太长或浓度太高)可能会与角膜基质产生直接生化反应,导致不可预测的不规则切削。虽然使用 20% 乙醇作用 40s 后去除角膜上皮对下层角膜基质是安全的,但众所周知,酒精会引起细胞内和细胞外蛋白质变性,从而影响甚至永久性损伤正常细胞的功能,具有潜在的细胞毒性[17,18]。

如果角膜基质床只有轻度不规则,再次上皮化的角膜上皮可能通过局部增厚或变薄使得表面变光滑。另一方面,如果不规则比较严重,可能会出现高阶像差,导致光晕、视觉质量和视力下降,从而降低手术的安全性和有效性。

实用建议

在 PRK 手术中,笔者更喜欢用浸泡了 20% 酒精的小海绵,以同心圆的方式平缓施压,在角膜上皮上抹擦 30s。这样,松动的角膜上皮通常无须进一步使用刮刀就可以去除。使用这种技术时通常从中心区域开始去除上皮,所以你可以只使用酒精浸泡的海绵去除上皮,而无须过度干扰中心区域。抹擦 30s 后,笔者会继续环形移动小海绵,轻轻地去除剩余的上皮细胞。然后,移除直径为 9~10mm(部分去除)的上皮细胞,并用干海绵迅速擦干角膜基质表面,以确保角膜表面保持均匀,避免残留松散的上皮细胞或局部积聚液体。这一过程中,你必须牢记不要花太多时间,以避免过度蒸发。

角膜屈光手术中角膜不规则消融的另一个潜在风险是治疗前累及上皮组织角膜瘢痕。理论上,如果角膜瘢痕不累及中心区域,且患者在治疗前矫正视力良好,没有干扰性的视野缺损或光晕,就可以进行表层切削手术。

在每一个角膜瘢痕的病例中,最重要的是明确其潜在的病变。在风湿性疾病累及角膜的病例,由于复发的风险高,甚至增加不可预测的自身免疫活性,不应进行 PRK 手术。对由疱疹导致的角膜瘢痕进行表层切削手术,疱疹有复发的可能,进而增加内皮、基质或上皮性角膜炎导致伤口延迟愈合的风险,最终导致永久性视力损害。当然,也存在一些疱疹性角膜炎后接受准分子激光治疗性角膜切削术(PTK)[18]或 LASIK 手术[19,20]的成功病例,这为这些高危患者的矫正可能性提供了支持。笔者个人不会对这些病例进行表层切削手术,原因主要是(上皮)伤口延迟愈合可能导致细菌感染、新生血管长入、钙化和角膜基质瘢痕形成。但是,笔者的同事们确实采用 LASIK 手术治疗疱疹性角膜炎患者,通过手术可以覆盖角膜伤口,以最大限度地减少长期刺激。本书的编者建议,如果在过去 6 个月内发现疱疹病毒感染,应避免行屈光性角膜手术。对于 6 个月或更早前出现的疱疹性角膜炎或唇疱疹患者, 在进行 LASIK 手术前几天就开始全身阿昔洛韦治疗 (每次 400mg×3 次/天),并继续治疗至术后 2 周。类似的方案在 PRK 手术前后也是可取的。有极少数报道中提及,近期发生过唇疱疹的患者在行 PRK 手术后发生了持续性角膜上皮糜烂,或者 PRK 手术数周后疱疹性角膜炎复发,据此可推测,上皮糜烂、局部可的松治疗和角膜接触镜的联合应用,可能加速激活先前存在的疱疹病毒[21]。PRK 术后复发的疱疹性角膜炎的数据来自对兔眼的前瞻性研究[22]。将伐昔洛韦按照 150mg/kg 的剂量对家兔进行腹腔注射,是 PRK 术后唯一无复发迹象的治疗方式。而局部应用阿昔洛韦不能有效地避免复发性炎性反应。新西兰的一个研究小组对兔眼 LASIK 术后疱疹复发进行了分析, 结果表明,100mg/(kg·d)和 200mg/(kg·d)的伐昔洛韦对预防疱疹性角膜炎复发同样有效(研究兔群有 1/122 例复发)[23]。

如果角膜瘢痕是由无菌性(例如隐形眼镜相关性)或细菌性角膜炎或机械性或化学性创伤所导致的,可以在不进行额外预防措施的情况下进行 PRK 手术,但对于每一例角膜瘢痕病例,均应该在瘢痕发生后至少等待 1 年,以确保屈光状态稳定,而且术前的矫正远视力应稳定在正常范围内后再行 PRK 手术治疗。

如上所述, 如果决定对有角膜瘢痕的患者施行表层切削手术,不应该选择 LASEK 或 Epi-LASIK,而应该选择 PRK,以避免不完全的角膜上皮去除。此外,在使用准分子激光进行屈光矫正之前,必须用准分子激光(经上皮 PRK;t-PRK)而不是用酒精来消融上皮和累及上皮的浅层角膜瘢痕, 以确保角膜表面的均匀性。如果是浅层的、旁中央或中周部的角膜瘢痕,以及有接受角膜屈光激光治疗手术的要求,笔者会在使用准分子激光进行预期屈光矫正之前,进行 50μm 深的准分子激光治疗性角膜切削术(PTK)。尽管 t-PRK 手术具有良好的安全性,但一项前瞻性研究表明, 与酒精 PRK 相比, 由于屈光欠矫,未矫正远视力(UDVA)略有下降,t-PRK 治疗 1 年后有效性降低[24]。不仅因为这些问题,在进行 t-PRK 之前,需要与激光制造商、供应商就特殊、不同的 Nomograms 常数进行沟通。综上所述,笔者建议在存在中心、旁中心或中周部角膜瘢痕的情况下,考虑到中心切削模式,只进行近视性 PRK 手术。中周边远视消融手术的屈光结果取决于削除的旁中心组织,使得角膜中央变陡。如果角膜瘢痕改变了角膜的生物力学特性,角膜中心的形状可能变得不可预测,从而导致欠矫或过矫,甚至不规则角膜表面。如果角膜瘢痕累及中央角膜,从而导致视力下降或其他干扰性的视觉现象,应首先考虑用 PTK

手术来去除角膜瘢痕。只有在 PTK 术后,视力和屈光度稳定的情况下,才可以考虑第二步行 PRK 手术。同样地,在角膜有过治疗或其他改变的情况下,笔者不建议行制作角膜上皮瓣的手术(LASEK-"Epi-on",Epi-LASIK)。

考虑到所有安全问题,PRK 由于其表面消融方式很适用于角膜中心/旁中心或中周部存在瘢痕的角膜屈光矫治。相比之下,如果采用基于板层-飞秒激光的屈光矫正方法,可能会面临顽固的组织桥和不完全切削的风险,最终降低治疗的安全性和有效性,本书随后将进行讨论。

4~6 周的疼痛和缓慢的视力恢复是正常的,这也是导致手术医师和患者在条件允许的前提下,选择替代屈光矫正术式的最重要原因。

疼痛

虽然疼痛并不是表层切削手术后真正的并发症,但它反映了表层切削手术最重要的一方面。这种手术方式会切断角膜神经纤维,暴露角膜基质伤口,导致暴露的神经纤维活性增加,进而引起前列腺素和神经肽等疼痛调节因子的释放[25]。

除 PRK 外,LASEK 和 Epi-LASIK 在完成准分子激光消融后,可以复位角膜上皮以覆盖伤口("Epi-on"程序,详见第 1 章)。尽管上皮瓣可以对伤口起到机械保护作用,但它主要由死亡的上皮细胞组成,它会由上皮细胞增殖和迁移所取代。因此,几项研究均无法证明在 Epi-LASIK 和 LASEK 手术中,flap-on 技术在上皮化时间或疼痛程度上是否存在显著差异[26,27]。不过,也有其他研究表明,在"flap-on"手术后,再上皮化的速度更快[28,29]。造成这些结果相互矛盾的原因主要是收集和分析这些结果的方法不同。Eliacik 等最近进行的一项前瞻性研究观察了 28 例患者,这些患者一眼接受 LASEK 手术,另一眼接受 PRK 手术,通过眼前节 OCT 检查和主观疼痛评分来比较两者术后的上皮愈合时间和疼痛情况。PRK 手术后上皮愈合明显比 LASEK 手术更快[(3.07±0.64)d 对 (3.55±0.54)d],但是,PRK 术后前 4d 的疼痛评分更高(PRK 手术眼的不适评分为 4.42±0.50,而 LASEK 手术眼的评分为 2.85±0.44,测试表中最大疼痛水平为 5 分)[30]。

总之,不管倾向于选择什么样的手术,疼痛管理都是表层切削手术一个不可避免的问题。术式的选择不仅要考虑到能缓解术后不适,还要考虑到促进伤口愈合。

对大多数手术医师来说,多模式的治疗方式对 SA 术后的疼痛管理是有效的。它包括了对术后 2~3d 内可能出现的不适的详细解释、围术期使用局部麻醉药和全身非甾体类消炎药(NSAID),以及术后局部使用 NSAID、绷带镜和人工泪液[25]。有报道称,用冰 BSS 液冲洗暴露的角膜基质,并全身和局部应用维生素 C,

也有助于减轻疼痛。

　　术后疼痛管理的目标是提供可接受的舒适度，同时将角膜伤口延迟愈合的风险降至最低。

局部麻醉药

　　局部麻醉滴眼液如普罗卡因、奥布卡因、利多卡因等能够降低角膜上皮缺损患者疼痛，其作用原理是阻断了神经元轴突中的钠离子通道，从而阻止疼痛刺激的传导[31,32]。

　　这些药物非常有效地减轻了术中和围术期的疼痛。有报道称，这些药物有抑制角膜上皮细胞修复的副作用，术后用药在学术界一直存在争议[33,34]。有研究提出，在手术后的前24h内，清醒时间内每30min滴用1次局部麻醉药（1%丁卡因）[35]，或者以稀释浓度（0.05%丙美卡因）使用1周，第1天每15min 1次，持续12h，第2天到第7天每小时1次，同样持续12h，可明显减轻表层切削手术的术后疼痛感，且没有出现上皮再生延迟[36]。

　　尽管有这些研究，笔者采用的标准方案并没有包括术后局部滴用麻醉药，并且建议对局部麻醉药的使用要非常谨慎，因为存在滥用药物的风险。同时由此诱发的角膜毒性可能导致非常严重的威胁视力的并发症，例如Haze，角膜感染，新生血管和钙化[37-39]。

　　当前，有研究分析了SA术后使用局部阿片类制剂的潜在益处[40,41]。早期结果表明，这些药物可以通过阻断局部的阿片受体而有效减少疼痛的传导，并且不会影响上皮再生和伤口愈合[41]。

局部非甾体类消炎药

　　NSAID可以抑制环氧合酶，从而减轻炎症过程和疼痛。它们副作用小，是手术后进行疼痛管理的标准药物。有研究比较了不同NSAID减轻PRK术后疼痛的能力，结果表明其对减轻术后疼痛均有效[42-44]。报道中的副作用包括使用后烧灼感、浅层点状角膜炎、角膜浸润和在某些罕见情况下角膜上皮再生延迟[44]。常使用的药物为0.1%双氯芬酸、0.09%溴芬酸、0.4%和0.5%酮咯酸、0.1%和0.03%尼帕芬酸、0.03%氟比洛芬和0.1%吲哚美辛，建议的使用频率为每天3~4次，且使用时间不超过1周[44]。

SA 术后减轻疼痛的进一步策略

全身性 NSAID 被广泛用于表层切削手术术后的疼痛管理。由于潜在的全身性副作用,应避免使用其他全身性止痛药,如麻醉药或抗惊厥药[9]。

角膜绷带镜,尤其是硅水凝胶眼镜,在 PRK 术后的疼痛管理中起着重要作用。通过减少眼睑对裸露的角膜伤口的机械冲击,它们可以显著减轻疼痛并促进角膜上皮再生[45]。美国军方进行的一项研究分析了超过 25 000 眼在 PRK 术后配戴角膜绷带镜的细菌感染情况,其感染率低于 0.02%[46]。但为了避免不必要地增加感染的风险,应在术后 4~5d 将角膜绷带镜取出。

实用建议

在手术开始前 20min、术中放置开睑器后以及取出开睑器前,笔者都会使用 4mg/mL 盐酸羟丁丙氨酸(Conjuncain-EDO®;Bausch&Lomb),每 10min 1 次。完成表层消融后也会给予佩戴柔软的角膜绷带镜 (PureVision®;Bausch&Lomb),5d 后取下。如上所述,笔者也会给患者滴用酮咯酸滴眼液(5mg/mL Acular®,Allergan),一共 5d(第 1 天每小时 1 次,第 2~5 天每天 4 次),并且每小时都使用人工泪液(HyloComod®,Ursapharm),直到摘下角膜绷带镜。角膜上皮再生和摘下角膜绷带镜后,患者就不再使用止痛药,仅局部使用人工泪液和类固醇类滴眼液,如下文所述。最重要且最有效的疼痛管理策略是,在手术前告知患者预期的不适(严重的异物和灼热感、流泪和畏光)可能会持续 2~3d,并且疼痛程度在几个小时内会有波动。通过向患者解释造成疼痛的原因来鼓励患者,这是来自角膜上皮的浅层切口。它确实会非常疼痛,但可以快速愈合而不会造成永久性伤害,并且在上皮伤口愈合后疼痛会立即消失。

术后早期并发症

感染性角膜炎

感染性角膜炎是表层切削手术后最严重且可能影响视力的并发症之一。将 SA 和 LASIK 术后的感染率做对比,发现尽管总体的感染率是降低的,但是表层切削手术的感染率却高出 LASIK 手术 2~8 倍,这主要是因为角膜上皮缺损时间较长和术后使用了角膜绷带镜的缘故[47,48]。一个西班牙研究小组对 PRK 术后的

18 000 多眼进行了分析,结果发现,38 例患者(0.2%)的 39 眼出现了感染性角膜炎,这些患者在表层切削手术后接受了局部妥布霉素的治疗。72% 的患者感染的发生时间是在手术后 7d 内,细菌培养阳性中最常见的微生物是葡萄球菌。59% 的感染患者的 DCVA 为 20/20 或更高,92% 的患者为 20/40 或更高,8% 的患者低于20/40。在 2011 年发布研究结果后,该研究小组改变治疗方案,发布了另一项分析数据,对超过 16 000 眼局部使用莫西沙星滴眼液,将感染率降低到 0.07%[49]。

美国陆军和海军屈光手术中心分析了超过 25 000 只行 PRK 的术眼,报道显示,仅有 0.02% 的表层切削手术患者发生感染性角膜炎[46]。在所有的 5 例细菌感染病例中, 发病时间均在手术后的第 2~7d。其中 1 例同时使用硫酸甲氧苄啶/硫酸多黏菌素 b(Polytrim®,Allergan)作为预防性抗生素,其他患者均在表层切削手术后使用第二代氟喹诺酮(Ofloxacin®)作为预防性抗生素。

链球菌被认为是表层切削手术后仅次于葡萄球菌的细菌性角膜炎的常见病原体[50]。由于革兰阳性菌感染的发生率很高,因此,除了广谱抗生素之外,预防性治疗还应特别覆盖革兰阳性菌。在表层切削手术后发生的感染性角膜炎中,分枝杆菌或真菌性角膜炎极为罕见,通常发病较晚并且呈现不同的临床症状[46,51,52]。

如果表层切削手术后疑似细菌感染,应更换抗生素并每小时使用 1 次,特别是手术后第 1 周出现角膜浸润的情况下。如果患者仍然佩戴着角膜绷带镜,则必须立即取下并送去做细菌培养。应立即加强抗生素治疗方案。一个成功的治疗策略是每小时使用强化的头孢唑林和庆大霉素。如果怀疑存在耐甲氧西林金黄色葡萄球菌(MRSA)感染,应使用强化的万古霉素代替头孢唑林[46]。Wroblewski 建议不是每种情况都进行标本培养,特别是角膜浸润较小且位于周边的角膜浸润。但如果是大于 2mm 的中央或旁中心的浸润,伴有明显的疼痛或前房反应和(或)对抗生素治疗没有明显反应,则必须进行标本培养[46]。

无菌性角膜炎

Teal 等对表层切削手术术后早期发生的无菌性角膜炎进行了全面研究[53]。该研究是在非甾体类消炎药(NASID)加入表层切削术的术后用药清单之后首次报道的 PRK 术后无菌性角膜炎。针对 PRK 术后无菌性角膜基质混浊发生率,他们对 50 名从事 PRK 手术的加拿大眼科医师进行了问卷调查,并获得了 30 份答案,报道的发生率介于 1:40 和 1:600(以上)之间(平均发生率为 1:300)[53]。他们的报道显示,无菌浸润倾向于在表层切削手术后的前 3 天内出现,最常见的表现形式是带有环状免疫环的单个中心浸润或多个位于外周的浸润。

据笔者所知,PRK 术后中央角膜混浊的高发生率是非常罕见的。因为该研究分析的是 PRK 术后早期的结果,所以这种"无菌性角膜炎"可能是由于角膜基质长期暴露于化学和机械刺激下而引起的。遗憾的是,他们的研究中没有对 PRK 手术的具体方式进行描述,并且该研究中所接受调查的眼科医师的术式与目前的标准手术方式之间可能存在不同。

最近的一系列分析激光手术矫正视力后的无菌性角膜炎的病例,大多报道了板层手术后的无菌性角膜炎,这在本书的第 3 章中进行了讨论[54-56]。总结他们的研究显示未见中央浸润的报道, 而且通常是术后 3d 内出现在激光消融区域之外的周围性浸润的报道。无菌性角膜炎的原因尚不完全清楚。外周无菌性浸润的高发生率很可能与角膜缘的丰富血管和淋巴组织有关,并和如葡萄球菌性睑缘炎等易感因素有关[55]。1995 年,Teal 等提出假设,SA 术后无菌性角膜炎可能与 NSAID 的使用存在高度相关性[53]。正如 Al-Amry 最近在其关于 SA 术后无菌性角膜炎的病例报告中所写的那样,NASID 抑制了花生四烯酸代谢的环氧合酶途径。这种抑制作用导致由脂肪氧化酶介导的旁路途径产生的白三烯和羟基二十碳四烯酸的产生增加。这些化学诱导剂导致炎症细胞聚集,引起角膜浸润[57]。

关于表层切削手术术后无菌性角膜炎的临床症状, 患者表现为疼痛急剧增加、结膜充血和流泪。

几天后,"经典的"外周无菌浸润趋于缓解,通常不会影响最终的视力。仅有几例报道 SA 术后角膜溶解的严重病例[58,59]。这些灾难性后果与糖尿病等先前存在的危险因素以及局部使用 NASID 的时间延长[58]或药量增加[59]有关。

角膜上皮下雾状混浊(Haze)

如 Marshal 等所述,术语"Haze"用于描述屈光手术引起的角膜透明度改变[60]。它是由于角膜组织对 SA 术中激光消融的切口愈合反应而产生的,基本在每例患者都可见到。由于 LASIK 手术角膜瓣内保留了 Bowman 层和上皮基底膜,因此即使是深度基质消融,LASIK 术后也不会出现 Haze。相反,表层切削手术由于对上皮基底膜和 Bowman 层进行了消融易引起 Haze, 并且该 Haze 在下方的消融基质中更为明显。消融中央角膜基质引起中央 Haze,消融外周基质引起环状 Haze,深度消融比浅层消融引起更多的 Haze。事实上,表层切削手术术后 Haze 的发生率要比基质层激光屈光手术的发生率高得多,这是因为 Bowman 层和上皮基底膜的去除以及上皮和基质的损伤,导致炎性细胞因子的转导和生长因子的增加,从而刺激 Haze 的形成(见上文)。此外,表层切削手术的效应集中在角膜基质的浅层,其中角膜细胞密度最高,因此活化/转化为肌成纤维细胞的可能性最高。Fantes 建立了最普遍接受的 Haze 分类标准(表 11.2)。

除细菌感染和角膜扩张外,Haze 代表 PRK 术后潜在的最严重的并发症。晚期 Haze(Fantes > 2)的临床症状包括矫正视力降低、夜间视力障碍和对比敏感度降低[61]。

从去除角膜上皮开始,泪膜中的细胞因子和生长因子水平增加,诱发下方角膜细胞的凋亡以及邻近角膜细胞的增殖、转化和迁移[62]。这些活化的角膜细胞称为肌成纤维细胞,它们产生几种基质金属蛋白酶、胶原蛋白和细胞外基质以重塑基质,直到新产生的上皮基底膜阻止细胞因子的进一步进入[62-64]。与基质激光屈光手术相比,基底膜和肌成纤维细胞活性之间的这种关系解释了为什么表层切削手术后发生临床相关 Haze 的风险增加[65]。

表层切削手术术后几乎所有患者均可见上皮下 Haze,通常发生在角膜表面下 60~150μm,在 PRK 术后 1~3 个月开始出现(早期 Haze),大部分在表层切削手术后第 3 个月达到峰值,但有些患者最晚在术后 6 月仍可观察到混浊加重,然后在接下来的几个月中逐渐减少[65]。活体共聚焦显微镜检查发现,表层切削手术后 4 周在透明角膜中存在高反射性角膜细胞(即肌成纤维细胞),反映了亚临床 Haze,即 Fantes <1(见图 11.1)。

Lin 等分析了 LASEK 术后的 Haze 持续时间,其中+1 Haze 在(4.0±2.2)个月后消退,而+2 Haze 在(5.5±3.3)个月后消退。在对 LASEK 手术的 90 眼的研究中,Haze 形成在手术后 3 个月达到峰值[66]。

更复杂的是在 PRK 手术 3 个月后才发生"迟发性 Haze"的罕见情况(请参阅本章的下一部分)。由于上述炎症过程,Haze 总是在受到准分子激光消融的角膜组织内发展。因此,近视、远视和散光 PRK 手术后的 Haze 表现出明显的形态学

表 11.2　角膜 Haze 的 Fantes 分级

分级	裂隙灯检查
0	透亮,无混浊
0.5	霍样混浊,仔细通过斜照法可发现
1	混浊不影响对虹膜细节的判断
2	虹膜细节轻度模糊
3	虹膜和晶状体的细节中度模糊
4	角膜基质完全混浊,影响前房的观察

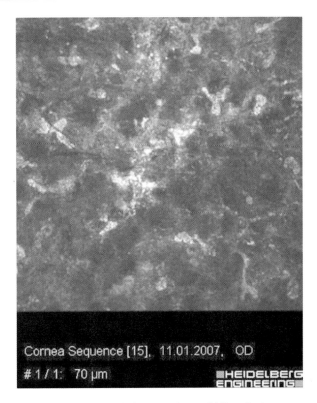

图 11.1　表层切削手术(PRK)术后 4 周的上皮下 Haze。

差异。

图 11.2 显示近视 PRK 手术后角膜中央区域出现轻度混浊的 Haze（Fantes 1 阶段）。如果处理不当，Haze 可能会发展到更高级的阶段，如图 11.3 至图 11.5 所示（Fantes 3 阶段）。图 11.4 显示了典型的上皮下 Haze。

与近视 PRK 手术后的 Haze 形成相反的是，远视眼进行表层切削手术后的 Haze 表现为旁中心，并呈弓状（图 11.6）。值得一提的是，对于远视激光矫正术后的角膜来说，典型改变是由于角膜平滑状态发生改变、泪液沿着消融区沉积增加而引起的弓形、旁中心的 Fleischer 环。

已经使用多种不同的方法来减轻 PRK 术后的角膜炎症反应，以将 Haze 的发生率降到最低。

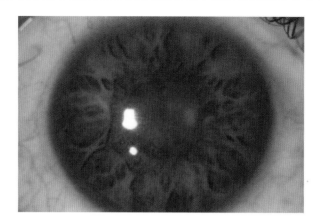

图 11.2　近视 PRK 术后裂隙灯下的 Haze(Fantes 1)。

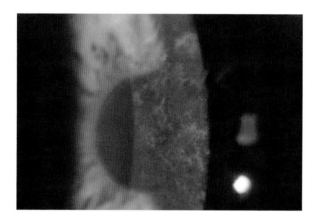

图 11.3　近视 PRK 术后裂隙灯下的 Haze(Fantes 3)。

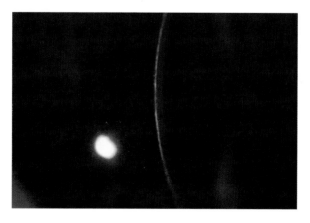

图 11.4　近视 PRK 术后裂隙灯下可见角膜上皮下 Haze。

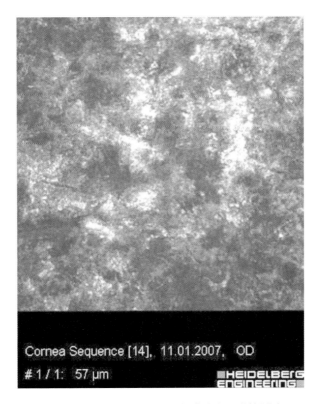

图 11.5　临床 Fantes+3 Haze 的共聚焦显微镜图片。

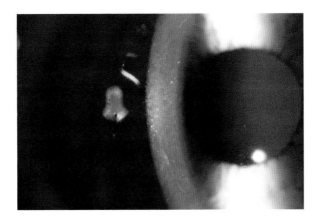

图 11.6　远视 PRK 手术后裂隙灯下可见 Haze 和显著的 Fleischer 环(Fantes 2)。

抗炎药物(丝裂霉素的局部应用)

为减少肌成纤维细胞的活化,除了术后局部类固醇的使用,在术中应用丝裂霉素(Mitomycin-C,MMC)对 SA 术后预防 Haze 出现具有重要作用[67-69]。正如 Tomás-Juan 等研究者在综述中所描述的,MMC 源于卡氏链霉菌的衍生物, 是一种具有抗肿瘤作用的喹诺酮类抗生素。它是一种强有力的 DNA 交联剂,能抑制脱氧核糖核酸(DNA)的复制。因此,MMC 抑制细胞的有丝分裂,包括上皮和间质细胞。相比皮质类固醇,MMC 可抑制术后 Haze 的出现,并可改善术后视力。MMC 特别适用于高度近视(≥-6.00D)及深度切削(≥75μm)的手术中[70]。

除此之外,Teus 等建议使用 MMC 可不仅用于预防 Haze, 而且可用于治疗激光切削后长期存在的 Haze[71]。在一项 PRK 术后 MMC 可能存在的副作用的研究中,Blanco-Mezquita 等证明,PRK 术中应用 MMC 可以减少 Haze 发生、角膜细胞增殖、肌成纤维细胞分化和新胶原沉积。乙醇和 MMC 潜在可能的协同细胞毒性效应则未被观察到[72]。

然而,为避免结膜或巩膜溃疡、上皮愈合延迟、内皮细胞损伤等副作用,MMC 只能在术中(海绵浸泡)短暂应用(低切削量 15s,高切削量或再次手术 60s),应用浓度为 0.02%[67-69]。一些研究者则倡导 MMC 应用浓度 0.002%、局部应用时间为 2min[71]。Thornton 等证实,0.02% 和 0.002% 在预防低-中切削手术的 Haze 方面效用相等。然而对于≥6D 近视眼的切削,0.02% 被证实更能预防 Haze 发生[73]。更长时间应用 0.002%MMC 并无正面效应。

根据个体情况,作者在 PRK 术中以 0.02%MMC 浸泡圆形海绵(避开睑缘 8~10mm)局部放置 15~45s:≤-4D 的近视 15s,≥-4D 为 30s,远视矫正或有角膜手术史后再次治疗为 45s。回顾我们从 CareVision 数据库检索到的数据,Haze≥Fantes+1 的总发生率为 3.8%(2657 眼中发生 100 例)。因此,90% 代表 Fantes+1,10% 代表 Fantes+2。

去除上皮

SA 术中在激光切削前去除上皮的主要技术为使用机械旋转刷、化学试剂(局部应用稀释 20% 乙醇 30s)或使用激光本身(经上皮 PRK;t-PRK)进行机械刮切。术中减少术后 Haze 形成的方法在于限制上皮损伤。一些研究者报道在兔眼实验中存在乙醇引起的 Haze 放大效应[74],而另一些研究者在人类临床研究中证实乙醇比单纯机械切削可引起更快速的上皮再生和更少的 Haze 形成[75]。Lee 等分析了以机械去除上皮进行的准分子激光(跨上皮)手术,对比 20% 稀释的乙醇进行的保留上皮的手术(即 Epi-on LASEK)[76]。尽管理论上在 SA 术后应保留上皮瓣和基底膜结构以减少术后间质炎症发生,但他们报道的所有组间术后疼痛和 Haze 密度均十分相似。同时,研究显示,t-PRK 组有轻微过矫,LASEK 组有轻微矫正不足。SA 术前平均等效球镜范围在-5.17D(PRK)到-5.26D,无显著统计学差异。Carones 等研究表明,使用 20% 乙醇的深切削手术眼比仅进行机械切削的术眼 Haze 出现率更低[77]。上述所有实验结果都符合以下手术条件:光学区≤6.0mm、无 MMC,且部分使用的是较旧版本的准分子激光系统,相比新一代技术其频率更低、能量更高。

最近一项涵盖超过 3500 例手术患者的研究,对比使用机械、乙醇辅助或目前标准方法(术中使用 0.02%MMC)的 t-PRK 手术,术后 1 年 UDVA(logMAR)为 0.05±0.12(机械 PRK),0.2±0.25(跨上皮 PRK)和 0.07±0.18(酒精 PRK),安全指数分别为 0.96±0.15、0.99±0.17 和 1.06±0.35[8]。通过 Korkmaz 等比较 t-PRK 和 LASEK(两种 SA 均使用目前最新的准分子激光,光学区≥6.5mm,但不使用 MMC),据报道,LASEK 在术后早期诱导强烈创面愈合的能力较低,但在 SA 术后 3 个月时,与 t-PRK 相比,Haze 的发生率无明显差异[78]。美军进行的一项研究比较了机械性 PRK,机械性 PRK+MMC(术中局部应用 0.02% 的 MMC,持续 60s)和 LASEK(6.5mm 光学区,最新准分子激光系统)手术,显示在所有治疗组中角膜 Haze 总体均得到了渐进性的改善[79]。他们的研究显示除了术后 3 个月和 6 个月时,MMC-PRK 组的角膜 Haze 的程度较轻外(P 分别为<0.01 和<0.03),3 组无差别。与 MMC-PRK 组相比,LASEK 术后 1、3、6 个月角膜 Haze(0.5 级或更高)发生率显著增高(P<0.01)。在一项包含 77 例接受 PRK、MMC-PRK 或 LASEK 手术的大于-6D 的近视患者的研究中,研究者报道,MMC-PRK 相比 PRK,术后 3 个月任何级别的角膜 Haze 的发生率均显著降低(12.8%MMC-PRK,35.9%PRK;P=0.03),但其他术后其他时段则无差异[79]。相比 LASEK,MMC-PRK 在术后 1 个月(21.4%MMC-PRK,55.9%LASEK,P=0.01)、3 个月 (12.8%MMC-PRK,42.4%LASEK;P<0.01)、6 个月(12.2%MMC-PRK,36.4%LASEK;P=0.03)0.5 级或更高程度的 Haze 发生率均存在统计学意义上的减少[79]。该作者因此得出结论:MMC-PRK 对减少术后角膜 Haze 形成和保护角膜透明性等方面具有一定的优势;尽管各时间段的结果存在些许差异,在术后 1 年时,这 3 种手术方式在屈光方面均能达到同样效果[79]。

一项针对 epi-LASIK 术后 Haze 的研究报道,在进行治疗后 3 个月内 97% 的眼出现 Haze 的级别≤0.5[80]。

激光消融深度

Tomás-Juan 等在其综述中总结道:"在角膜切削<-6D 的近视眼或<+4d 的远视眼中,很少会出现角膜 Haze;但对>-6D 的近视眼进行矫正后,术后常常出现 Haze[70]。"他们也报道了以下因素和 PRK 术后 Haze 形成相关:上皮缺损时间、术后激素用药及性别为男性。

在另一综述中,Qazi 等证实,LASEK 手术治疗中高度近视可引起 8%~10%术眼出现显著 Haze 形成[81]。还有报道称,在 LASEK 治疗高度近视术后 12 个月时,Haze 的发生率分别为 7.5%(Haze+3)、17.8%(Haze+2)以及 31.5%(Haze+1)[82]。

术后晚期(>3 个月)并发症

迟发性 Haze

尽管术中局部应用 MMC 在现代 SA 手术中已经属于常规,SA 术后晚期 (大于 6 个月) 严重并发症仍时有发生。相对于早期转瞬即逝的 Haze, 晚期发生的 Haze 多样化且容易长期存留、造成视力严重减退、增加眩光和高阶像差等。据报道一些严重的迟发性 Haze 病例甚至发生在 SA 术后 1 年以上[81]。尽管有几项研究分析了其危险因素,但迟发性 Haze 的病因和确切机制仍不清楚[81]。Lifshitz 等报道,在以色列 1000 例 PRK 患者中,迟发性 Haze(首次超过术后 12 个月)出现在 17 例患者的 18 眼中(发生率 1.8%)[83]。

Kuo 等报道,无 MMC-PRK 手术后迟发性 Haze 发生率为 1.8%[84]。在他们的研究中,接受手术时患者年龄范围为 23~51 岁,8 例患者中 3 例(37.5%)为女性。平均 SE 为-6.69D(范围为-4.0~-12.25)。平均 Haze 为+3(范围为+2~+4),峰值为(7.4±2.8)个月(范围为 4~12 个月),并伴有(-2.01±0.79)D 屈光回退(范围为-1.00~-3.00D),这可能与陡峭的角膜地形图相关。迟发性角膜 Haze 的程度与术前拟矫正 SE 测量值呈正相关($r=0.66$,$P=0.04$)。

屈光回退量与 Haze 发生或术前拟矫正值无统计学关联[84]。

Alio 等分析 PRK 术后(光学区 ≤6.0mm,无 MMC)超过 3000 只术眼数据证实,在接受 SA 手术 1 年后 1%的高度近视患者(-6~-10D)出现 Fantes 级别≥+2 Haze[85]。当高度近视结合散光(≥1D)时,迟发性 Haze 的发生率上升至 2%。为研究 MMC 潜在的预防 Haze 的功效,Carones 等对此进行了研究, 比较 PRK 是否出现 Haze,发现"对照组眼有 63%术后出现超过+1 级别的 Haze,MMC 治疗组发生率则为 0"[86]。此外,相对于无 MMC 对照组,MMC 组表现出更好的 UDVA 和 DCVA 结果,以及更准确的屈光效果。Rajan 等将 SA 术中设计的光学区评估为迟发性 Haze 的另一重要危险因素,证明迟发性 Haze 和设计光学区之间呈负相关[87]。

综上所述,回顾文献同时根据自身经验,迟发性 Haze 可能与屈光矫正量呈正相关、与设计光学区呈负相关。其他的独立危险因素包括既往角膜外伤/手术、过敏体质、自身免疫性疾病和增加的紫外线辐射[81]。最有效的预防(早发和晚发) Haze 的方法是术中局部应用 0.02%MMC。

对于迟发性 Haze,尽管没有科学证据和相应的耐药病例报告,最常用的治疗方法是 SA 术后局部使用类固醇达 1 年以上[84]。根据我们处理罕见的、严重的迟发性 Haze 病例的经验,局部类固醇应用频率应较高(高达 4 次/天),但仅限于 Haze 最初出现的几周内。因此,缓慢降低类固醇的用药频率很重要(例如每两周减 1 滴),以避免增加炎症反应。

如果在术后 12 个月仍出现十分严重的 Haze 形成,在这类极其罕见的病例中,联合应用准分子激光治疗性切削术(PTK)和 MMC 对视力的康复非常有效[71,81]。

基于个人经验、本章所引述的研究结论,笔者建议仅在预期消融深度<110μm 的患者中考虑行 SA 矫正视力,且设计光学区至少要大于 6.0mm(我设计光区通常不<6.5mm),并在每例患者的术中局部应用 0.02%MMC 以减少迟发性 Haze 的风险。

屈光回退

在 SA 早期,PRK 在术后数月到数年间表现出显著的屈光回退[88,89]。主要影响因素在于小而呈球面的切削区域、术后长时间的炎症反应,导致了术后角膜组织的重塑/Haze 形成。

如今,平滑非球面激光轮廓、更大治疗区域、飞点激光技术等不仅保证了术后视觉质量的提高,也确保了术后稳定屈光状态[87,90,91]。SA 抗炎策略的改善,尤其在于术中 MMC 的局部应用,带来了与 LASIK 手术治疗相类似的术后屈光稳定性[92-95]。这也包括高度近视和远视矫正[95-99]。此外,一些研究者也报道了相比 LASIK 术,由于不存在角膜瓣相关不规则性,PRK 术后更少出现高阶散光[93,98]。

持续性干眼

如上所述,在 SA 中,终止于前基质和上皮细胞的神经末梢在去上皮过程和激光消融过程中严重受损。治疗后预期出现短暂性干眼,但目前仍不清楚 SA 术后会有多少患者发展为长期或甚至慢性干眼症(DED)。正如既往研究所示,SA 神经损伤会损害泪腺的反射作用、结膜杯状细胞的黏蛋白分泌减少等改变,引起一系列泪液产生的相关问题,如泪液分泌减少、泪膜不稳定、角膜和结膜上皮有关的眼表疾病,以及干眼症[100-102]。

Bower 等证实,机械法 PRK 术后 3 个月出现角膜敏感度、泪膜生成、上皮完整性等的减少,而泪膜破裂时间(BUT)无统计学意义的变化。PRK 术后 6~12 个月,角膜敏感度和泪膜参数达到基线水平。其他对 PRK 术后干眼情况的研究报道,在 PRK 术后 4[103]~12[104]个月可出现干眼相关测试参数的改变。

Sia 等比较了 1500 多例进行机械或乙醇辅助 PRK 的术眼,证实乙醇辅助 SA 组术后 1 个月,干眼症状和体征的患者比例比机械组显著增多(14.4% 对 8.9%),在这之后对比结果则相同[105]。

回顾已发表的关于 SA 后干眼症的研究,其报道的研究结果大多不一致。这主要是由于干眼检查的方法学、分类学不一致所导致。参考 Bower 等写得相对较好的文章,PRK 后慢性干眼症的发生率为 6%[101]。

该研究者的回归分析显示,SA 术前干眼评分(如 Schirmer 测试、rose-Bengal 染色、角膜敏感性、角膜表面地形规整指数)及术中局部应用 MMC 等因素,仅能解释 SA 术前无干眼症状患者在术后发生干眼情况的为 11%[101]。这些研究显示,SA 术后慢性干眼病的发生率主要受其他因素的影响,这些因素大多是未知的,也不是常规检测的。PRK 术后出现慢性干眼(而 SA 之前无干眼)的最关键危险因素为治疗前降低的 Schirmer 评分[101]。

另一项前瞻性研究表明:年龄的增加和女性性别是角膜屈光手术后干眼的危险因素[106]。

暂时缺乏比较不同 SA 技术治疗后干眼情况的研究。但据笔者的经验,各种技术间应该不会存在不同,因为无论 SA 术中如何去除上皮,都会出现一层更新的上皮层和基底膜层。不同技术后的不适感差异前文已进行讨论(见本章"术后早期并发症"中的"疼痛"一节)。

SA 术后干眼症(DED)的治疗开始于 SA 术前对患者的全面检查。如出现干眼体征或症状,如结膜皱褶、不规则角膜上皮形态、病理性 Schirmer 评分(≤5mm)或泪膜破裂时间(<5s)时,患者须推迟手术时间并开始接受干眼治疗直到症状稳定缓解[107]。

即使治疗前没有出现干眼症,但在 SA 术后眼睛泪膜质和量暂时性减少,也需要进行无防腐剂的人工泪液润滑剂治疗[101,103]。如果在激光手术前后治疗得当,即便是轻中度的干眼患者都可进行成功的角膜屈光手术[108,109]。

　　既往已持续存在的干眼症,笔者强烈建议告知患者其眼部情况,并将关注重点放在患者 SA 术前敏感度的治疗上,以免患者在 SA 术后长期、强化的干眼治疗的情况下丧失治疗信心。对于 SA 术前无 DED 患者,笔者建议在激光术后的第一周给予无防腐剂人工泪液(1 次/1 小时),接下来的 3 周减到 8 次/天,之后的 6~8 周减到 4 次/天。这通常可有助于患者从手术损伤中恢复,避免出现与干眼相关的进一步不适感。

　　对于 SA 术后轻至重度干眼,附加治疗手段被证明是有效的。除了进一步提高润泽滴眼液的使用频率(最多为每小时 1 次)、软膏(晚上或每日最多 4 次)、临时泪点栓子和 0.05% 环孢素 A 滴眼液(一天 2 次)均可至少起到稳定和帮助康复的作用。通常强化治疗需持续数月,但多数情况下,不到 1 年干眼状态即可回到术前水平[101,107]。

(李元君　向爱群　译)

参考文献

治疗性准分子激光切削

1. Munnerlyn CR, Koons SJ, Marshall J. Photorefractive keratectomy: a technique for laser refractive surgery. J Cataract Refract Surg. 1988;14(1):46–52.
2. Seiler T, Bende T, Wollensak J. Use of far UV light in photoablation of the cornea. Fortschr Ophthalmol. 1986;83(5):556–8.
3. Kahle G, Stadter H, Seiler T, Wollensak J. Gas chromatographic and mass spectroscopic analysis of excimer and erbium: yttrium aluminum garnet laser-ablated human cornea. Invest Ophthalmol Vis Sci. 1992;33(7):2180–4.
4. Krueger RR, Rabinowitz YS, Binder PS. The 25th anniversary of excimer lasers in refractive surgery: historical review. J Refract Surg. 2010;26(10):749–60. doi:10.3928/1081597X-20100921-01.
5. Puliafito CA, Stern D, Krueger RR, Mandel ER. High-speed photography of excimer laser ablation of the cornea. Arch Ophthalmol. 1987;105(9):1255–9.
6. Bende T, Seiler T, Wollensak J. Side effects in excimer corneal surgery. Corneal thermal gradients. Graefes Arch Clin Exp Ophthalmol. 1988;226(3):277–80.
7. Seiler T, McDonnell PJ. Excimer laser photorefractive keratectomy. Surv Ophthalmol. 1995;40(2):89–118.
8. Abad JC, An B, Power WJ, Foster CS, Azar DT, Talamo JH. A prospective evaluation of alcohol-assisted versus mechanical epithelial removal before photorefractive keratectomy. Ophthalmology. 1997;104(10):1566–74. discussion 1574–5.
9. Espana EM, Grueterich M, Mateo A, Romano AC, Yee SB, Yee RW, et al. Cleavage of corneal basement membrane components by ethanol exposure in laser-assisted subepithelial keratectomy. J Cataract Refract Surg. 2003;29(6):1192–7.
10. Sekundo W, Tietjen A. Laser-assisted subepithelial keratectomy (LasEk). Review of the current

state of knowledge. Ophthalmologe. 2003;100(8):603–10. doi:10.1007/s00347-003-0853-8.

11. Pallikaris IG, Katsanevaki VJ, Kalyvianaki MI, Naoumidi II. Advances in subepithelial excimer refractive surgery techniques: Epi-LASIK. Curr Opin Ophthalmol. 2003;14(4):207–12.

12. Liu XQ, Xu L, Yi CJ. Flap removal or flap preservation during LASEK surgery. Cell Biochem Biophys. 2010;57(1):45–8. doi:10.1007/s12013-010-9082-3.

13. Na KS, Lee KM, Park SH, Lee HS, Joo CK. Effect of flap removal in myopic epi-LASIK surgery on visual rehabilitation and postoperative pain: a prospective intraindividual study. Ophthalmologica. 2010;224(5):325–31. doi:10.1159/000313834.

14. Lee YG, Chen WY, Petroll WM, Cavanagh HD, Jester JV. Corneal haze after photorefractive keratectomy using different epithelial removal techniques: mechanical debridement versus laser scrape. Ophthalmology. 2001;108(1):112–20.

15. Moller-Pedersen T, Cavanagh HD, Petroll WM, Jester JV. Corneal haze development after PRK is regulated by volume of stromal tissue removal. Cornea. 1998;17(6):627–39.

16. de Benito-Llopis L, Alio JL, Ortiz D, Teus MA, Artola A. Ten-year follow-up of excimer laser surface ablation for myopia in thin corneas. Am J Ophthalmol. 2009;147(5):768–73, 773. e761–2. doi:10.1016/j.ajo.2008.12.022.

准分子激光表面切削手术的并发症及处理 (SA)

17. Kim SY, Sah WJ, Lim YW, Hahn TW. Twenty percent alcohol toxicity on rabbit corneal epithelial cells: electron microscopic study. Cornea. 2002;21(4):388–92.

18. Zhang P, Liu M, Liao R. Toxic effect of using twenty percent alcohol on corneal epithelial tight junctions during LASEK. Mol Med Rep. 2012;6(1):33–8. doi:10.3892/mmr.2012.880.

19. Kaufman SC. Use of photorefractive keratectomy in a patient with a corneal scar secondary to herpes zoster ophthalmicus. Ophthalmology. 2008;115(2 Suppl):S33–4. doi:10.1016/j.ophtha.2007.10.014.

20. Levy J, Lapid-Gortzak R, Klemperer I, Lifshitz T. Herpes simplex virus keratitis after laser in situ keratomileusis. J Refract Surg. 2005;21(4):400–2.

21. Wulff K, Fechner PU. Herpes simplex keratitis after photorefractive keratectomy. J Refract Surg. 1997;13(7):613.

22. Asbell PA. Valacyclovir for the prevention of recurrent herpes simplex virus eye disease after excimer laser photokeratectomy. Trans Am Ophthalmol Soc. 2000;98:285–303.

23. Dhaliwal DK, Romanowski EG, Yates KA, Hu D, Mah FS, Fish DN, et al. Valacyclovir inhibition of recovery of ocular herpes simplex virus type 1 after experimental reactivation by laser in situ keratomileusis. J Cataract Refract Surg. 2001;27(8):1288–93.

24. Shapira Y, Mimouni M, Levartovsky S, Varssano D, Sela T, Munzer G, et al. Comparison of three epithelial removal techniques in PRK: mechanical, alcohol-assisted, and transepithelial laser. J Refract Surg. 2015;31(11):760–6. doi:10.3928/1081597X-20151021-05.

25. Fay J, Juthani V. Current trends in pain management after photorefractive and phototherapeutic keratectomy. Curr Opin Ophthalmol. 2015;26(4):255–9. doi:10.1097/ICU.0000000000000170.

26. Kalyvianaki MI, Kymionis GD, Kounis GA, Panagopoulou SI, Grentzelos MA, Pallikaris IG. Comparison of Epi-LASIK and off-flap Epi-LASIK for the treatment of low and moderate myopia. Ophthalmology. 2008;115(12):2174–80. doi:10.1016/j.ophtha.2008.08.025.

27. Torres LF, Sancho C, Tan B, Padilla K, Schanzlin DJ, Chayet AS. Early postoperative pain following Epi-LASIK and photorefractive keratectomy: a prospective, comparative, bilateral study. J Refract Surg. 2007;23(2):126–32.

28. Cui M, Chen XM, Lu P. Comparison of laser epithelial keratomileusis and photorefractive keratectomy for the correction of myopia: a meta-analysis. Chin Med J (Engl). 2008;121(22):2331–5.

29. Zhao LQ, Wei RL, Cheng JW, Li Y, Cai JP, Ma XY. Meta-analysis: clinical outcomes of laser-assisted subepithelial keratectomy and photorefractive keratectomy in myopia. Ophthalmology. 2010;117(10):1912–22. doi:10.1016/j.ophtha.2010.02.004.

30. Eliacik M, Bayramlar H, Erdur SK, Karabela Y, Demirci G, Gulkilik IG, et al. Anterior

segment optical coherence tomography evaluation of corneal epithelium healing time after 2 different surface ablation methods. Saudi Med J. 2015;36(1):67–72. doi:10.15537/smj.2015.1.9983.

31. McAlvin JB, Zhan C, Dohlman JC, Kolovou PE, Salvador-Culla B, Kohane DS. Corneal anesthesia with site 1 sodium channel blockers and dexmedetomidine. Invest Ophthalmol Vis Sci. 2015;56(6):3820–6. doi:10.1167/iovs.15-16591.

32. Wang L, Shankarappa SA, Tong R, Ciolino JB, Tsui JH, Chiang HH, et al. Topical drug formulations for prolonged corneal anesthesia. Cornea. 2013;32(7):1040–5. doi:10.1097/ICO.0b013e31828cbfe6.

33. Grant RL, Acosta D. Comparative toxicity of tetracaine, proparacaine and cocaine evaluated with primary cultures of rabbit corneal epithelial cells. Exp Eye Res. 1994;58(4):469–78. doi:10.1006/exer.1994.1040.

34. McGee HT, Fraunfelder FW. Toxicities of topical ophthalmic anesthetics. Expert Opin Drug Saf. 2007;6(6):637–40. doi:10.1517/14740338.6.6.637.

35. Verma S, Corbett MC, Marshall J. A prospective, randomized, double-masked trial to evaluate the role of topical anesthetics in controlling pain after photorefractive keratectomy. Ophthalmology. 1995;102(12):1918–24.

36. Shahinian Jr L, Jain S, Jager RD, Lin DT, Sanislo SS, Miller JF. Dilute topical proparacaine for pain relief after photorefractive keratectomy. Ophthalmology. 1997;104(8):1327–32.

37. Lee JK, Stark WJ. Anesthetic keratopathy after photorefractive keratectomy. J Cataract Refract Surg. 2008;34(10):1803–5. doi:10.1016/j.jcrs.2008.04.051.

38. Rao SK, Wong VW, Cheng AC, Lam PT, Lam DS. Topical anesthesia-induced keratopathy after laser-assisted subepithelial keratectomy. J Cataract Refract Surg. 2007;33(8):1482–4. doi:10.1016/j.jcrs.2007.04.020.

39. Yagci A, Bozkurt B, Egrilmez S, Palamar M, Ozturk BT, Pekel H. Topical anesthetic abuse keratopathy: a commonly overlooked health care problem. Cornea. 2011;30(5):571–5.

40. Faktorovich EG, Basbaum AI. Effect of topical 0.5% morphine on postoperative pain after photorefractive keratectomy. J Refract Surg. 2010;26(12):934–41. doi:10.3928/1081597X-20100212-06.

41. Zollner C, Mousa S, Klinger A, Forster M, Schafer M. Topical fentanyl in a randomized, double-blind study in patients with corneal damage. Clin J Pain. 2008;24(8):690–6. doi:10.1097/AJP.0b013e318175929e.

42. Donnenfeld ED, Holland EJ, Durrie DS, Raizman MB. Double-masked study of the effects of nepafenac 0.1% and ketorolac 0.4% on corneal epithelial wound healing and pain after photorefractive keratectomy. Adv Ther. 2007;24(4):852–62.

43. Durrie DS, Kennard MG, Boghossian AJ. Effects of nonsteroidal ophthalmic drops on epithelial healing and pain in patients undergoing bilateral photorefractive keratectomy (PRK). Adv Ther. 2007;24(6):1278–85.

44. Faktorovich EG, Melwani K. Efficacy and safety of pain relief medications after photorefractive keratectomy: review of prospective randomized trials. J Cataract Refract Surg. 2014;40(10):1716–30. doi:10.1016/j.jcrs.2014.08.001.

45. Edwards JD, Bower KS, Sediq DA, Burka JM, Stutzman RD, Vanroekel CR, et al. Effects of lotrafilcon A and omafilcon A bandage contact lenses on visual outcomes after photorefractive keratectomy. J Cataract Refract Surg. 2008;34(8):1288–94. doi:10.1016/j.jcrs.2008.04.024.

46. Wroblewski KJ, Pasternak JF, Bower KS, Schallhorn SC, Hubickey WJ, Harrison CE, et al. Infectious keratitis after photorefractive keratectomy in the United States army and navy. Ophthalmology. 2006;113(4):520–5. doi:10.1016/j.ophtha.2005.09.038.

47. de Oliveira GC, Solari HP, Ciola FB, Lima AL, Campos MS. Corneal infiltrates after excimer laser photorefractive keratectomy and LASIK. J Refract Surg. 2006;22(2):159–65.

48. Haq Z, Farooq AV, Huang AJ. Infections after refractive surgery. Curr Opin Ophthalmol. 2016. doi:10.1097/ICU.0000000000000275.

49. Ortega-Usobiaga J, Llovet-Osuna F, Djodeyre MR, Llovet-Rausell A, Beltran J, Baviera J. Incidence of corneal infections after laser in situ keratomileusis and surface ablation when moxifloxacin and tobramycin are used as postoperative treatment. J Cataract Refract Surg. 2015;41(6):1210–6. doi:10.1016/j.jcrs.2014.09.041.

50. Donnenfeld ED, O'Brien TP, Solomon R, Perry HD, Speaker MG, Wittpenn J. Infectious ker-

atitis after photorefractive keratectomy. Ophthalmology. 2003;110(4):743–7. doi:10.1016/S0161-6420(02)01936-X.

51. Kothari SG, Kothari RS. Successful treatment of fusarium keratitis after photo refractive keratectomy. Indian J Ophthalmol. 2014;62(5):661. doi:10.4103/0301-4738.133526.

52. Rodriguez B, Holzinger KA, Le LH, Winkle RK, Allen RD. Mycobacterium chelonae keratitis after laser-assisted subepithelial keratectomy. J Cataract Refract Surg. 2006;32(6):1059–61. doi:10.1016/j.jcrs.2006.03.011.

53. Teal P, Breslin C, Arshinoff S, Edmison D. Corneal subepithelial infiltrates following excimer laser photorefractive keratectomy. J Cataract Refract Surg. 1995;21(5):516–8.

54. Lahners WJ, Hardten DR, Lindstrom RL. Peripheral keratitis following laser in situ keratomileusis. J Refract Surg. 2003;19(6):671–5.

55. Lifshitz T, Levy J, Mahler O, Levinger S. Peripheral sterile corneal infiltrates after refractive surgery. J Cataract Refract Surg. 2005;31(7):1392–5. doi:10.1016/j.jcrs.2004.12.057.

56. Yu EY, Rao SK, Cheng AC, Law RW, Leung AT, Lam DS. Bilateral peripheral corneal infiltrates after simultaneous myopic laser in situ keratomileusis. J Cataract Refract Surg. 2002;28(5):891–4.

57. Al-Amry MA. Severe bilateral paralimbal sterile infiltrates after photorefractive keratectomy. Middle East Afr J Ophthalmol. 2014;21(1):83–5. doi:10.4103/0974-9233.124114.

58. Gabison EE, Chastang P, Menashi S, Mourah S, Doan S, Oster M, et al. Late corneal perforation after photorefractive keratectomy associated with topical diclofenac: involvement of matrix metalloproteinases. Ophthalmology. 2003;110(8):1626–31. doi:10.1016/S0161-6420(03)00486-X.

59. Mian SI, Gupta A. Pineda 2nd R. Corneal ulceration and perforation with ketorolac tromethamine (Acular) use after PRK. Cornea. 2006;25(2):232–4.

60. Marshall J, Trokel SL, Rothery S, Krueger RR. Long-term healing of the central cornea after photorefractive keratectomy using an excimer laser. Ophthalmology. 1988;95(10):1411–21.

61. Corbett MC, O'Brart DP, Patmore AL, Marshall J. Effect of collagenase inhibitors on corneal haze after PRK. Exp Eye Res. 2001;72(3):253–9. doi:10.1006/exer.2000.0959.

62. Wilson SE, Chaurasia SS, Medeiros FW. Apoptosis in the initiation, modulation and termination of the corneal wound healing response. Exp Eye Res. 2007;85(3):305–11. doi:10.1016/j.exer.2007.06.009.

63. Chaurasia SS, Kaur H, de Medeiros FW, Smith SD, Wilson SE. Dynamics of the expression of intermediate filaments vimentin and desmin during myofibroblast differentiation after corneal injury. Exp Eye Res. 2009;89(2):133–9. doi:10.1016/j.exer.2009.02.022.

64. Martinez-Garcia MC, Merayo-Lloves J, Blanco-Mezquita T, Mar-Sardana S. Wound healing following refractive surgery in hens. Exp Eye Res. 2006;83(4):728–35. doi:10.1016/j.exer.2006.02.017.

65. Alio JL, Javaloy J. Corneal inflammation following corneal photoablative refractive surgery with excimer laser. Surv Ophthalmol. 2013;58(1):11–25. doi:10.1016/j.survophthal.2012.04.005.

66. Lin N, Yee SB, Mitra S, Chuang AZ, Yee RW. Prediction of corneal haze using an ablation depth/corneal thickness ratio after laser epithelial keratomileusis. J Refract Surg. 2004;20(6):797–802.

67. Diakonis VF, Kankariya VP, Kymionis GD, Kounis G, Kontadakis G, Gkenos E, et al. Long term followup of photorefractive keratectomy with adjuvant use of mitomycin C. J Ophthalmol. 2014;2014:821920. doi:10.1155/2014/821920.

68. Ghoreishi M, Attarzadeh H, Zandi A, Moini HA, Tavakoli M, Fesharaki H, et al. Outcomes of photorefractive keratectomy with intraoperative mitomycin-C. J Ophthalmic Vis Res. 2009;4(3):142–6.

69. Nassaralla BA, McLeod SD, Nassaralla Jr JJ. Prophylactic mitomycin C to inhibit corneal haze after photorefractive keratectomy for residual myopia following radial keratotomy. J Refract Surg. 2007;23(3):226–32.

70. Tomás-Juan J, Murueta-Goyena Larranaga A, Hanneken L. Corneal regeneration after photorefractive keratectomy: a review. J Optom. 2015;8(3):149–69. doi:10.1016/j.optom.2014.09.001.

71. Teus MA, de Benito-Llopis L, Alio JL. Mitomycin C in corneal refractive surgery. Surv

Ophthalmol. 2009;54(4):487–502. doi:10.1016/j.survophthal.2009.04.002.

72. Blanco-Mezquita T, Espandar L, Torres R, Alvarez-Barcia A, Cantalapiedra-Rodriguez R, Martinez-Garcia C, et al. Does mitomycin C cause toxicity in the cornea after photorefractive keratectomy? A comparative wound-healing study in a refractive surgery animal model. Cornea. 2014;33(11):1225–31. doi:10.1097/ICO.0000000000000219.

73. Thornton I, Xu M, Krueger RR. Comparison of standard (0.02%) and low dose (0.002%) mitomycin C in the prevention of corneal haze following surface ablation for myopia. J Refract Surg. 2008;24(1):S68–76.

74. de Medeiros FW, Mohan RR, Suto C, Sinha S, Bonilha VL, Chaurasia SS, et al. Haze development after photorefractive keratectomy: mechanical vs ethanol epithelial removal in rabbits. J Refract Surg. 2008;24(9):923–7.

75. Einollahi B, Baradaran-Rafii A, Rezaei-Kanavi M, Eslani M, Parchegani MR, Zare M, et al. Mechanical versus alcohol-assisted epithelial debridement during photorefractive keratectomy: a confocal microscopic clinical trial. J Refract Surg. 2011;27((12):887–93. doi:10.3928/1081597X-20110823-02.

76. Lee HK, Lee KS, Kim JK, Kim HC, Seo KR, Kim EK. Epithelial healing and clinical outcomes in excimer laser photorefractive surgery following three epithelial removal techniques: mechanical, alcohol, and excimer laser. Am J Ophthalmol. 2005;139(1):56–63. doi:10.1016/j.ajo.2004.08.049.

77. Carones F, Fiore T, Brancato R. Mechanical vs. alcohol epithelial removal during photorefractive keratectomy. J Refract Surg. 1999;15(5):556–62.

78. Korkmaz S, Bilgihan K, Sul S, Hondur A. A clinical and confocal microscopic comparison of transepithelial PRK and LASEK for myopia. J Ophthalmol. 2014;2014:784185. doi:10.1155/2014/784185.

79. Sia RK, Ryan DS, Edwards JD, Stutzman RD, Bower KS. The U.S. Army Surface Ablation Study: comparison of PRK, MMC-PRK, and LASEK in moderate to high myopia. J Refract Surg. 2014;30(4):256–64. doi:10.3928/1081597X-20140320-04.

80. Pallikaris IG, Kalyvianaki MI, Katsanevaki VJ, Ginis HS. Epi-LASIK: preliminary clinical results of an alternative surface ablation procedure. J Cataract Refract Surg. 2005;31(5):879–85. doi:10.1016/j.jcrs.2004.09.052.

81. Qazi MA, Johnson TW, Pepose JS. Development of late-onset subepithelial corneal haze after laser-assisted subepithelial keratectomy with prophylactic intraoperative mitomycin-C Case report and literature review. J Cataract Refract Surg. 2006;32(9):1573–8. doi:10.1016/j.jcrs.2006.04.027.

82. Kim JK, Kim SS, Lee HK, Lee IS, Seong GJ, Kim EK, et al. Laser in situ keratomileusis versus laser-assisted subepithelial keratectomy for the correction of high myopia. J Cataract Refract Surg. 2004;30(7):1405–11. doi:10.1016/j.jcrs.2003.12.053.

83. Lipshitz I, Loewenstein A, Varssano D, Lazar M. Late onset corneal haze after photorefractive keratectomy for moderate and high myopia. Ophthalmology. 1997;104(3):369–73. discussion 373–4.

84. Kuo IC, Lee SM, Hwang DG. Late-onset corneal haze and myopic regression after photorefractive keratectomy (PRK). Cornea. 2004;23(4):350–5.

85. Alio JL, Artola A, Claramonte PJ, Ayala MJ, Sanchez SP. Complications of photorefractive keratectomy for myopia: two year follow-up of 3000 cases. J Cataract Refract Surg. 1998;24(5):619–26.

86. Carones F, Vigo L, Scandola E, Vacchini L. Evaluation of the prophylactic use of mitomycin-C to inhibit haze formation after photorefractive keratectomy. J Cataract Refract Surg. 2002;28(12):2088–95.

87. Rajan MS, O'Brart D, Jaycock P, Marshall J. Effects of ablation diameter on long-term refractive stability and corneal transparency after photorefractive keratectomy. Ophthalmology. 2006;113(10):1798–806. doi:10.1016/j.ophtha.2006.06.030.

88. Kim JH, Sah WJ, Kim MS, Lee YC, Park CK. Three-year results of photorefractive keratectomy for myopia. J Refract Surg. 1995;11(3 Suppl):S248–52.

89. Tengroth B, Epstein D, Fagerholm P, Hamberg-Nystrom H, Fitzsimmons TD. Excimer laser photorefractive keratectomy for myopia. Clinical results in sighted eyes. Ophthalmology. 1993;100(5):739–45.

90. O'Brart DP. Excimer laser surface ablation: a review of recent literature. Clin Exp Optom. 2014;97(1):12–7. doi:10.1111/cxo.12061.

91. Reynolds A, Moore JE, Naroo SA, Moore CB, Shah S. Excimer laser surface ablation – a review. Clin Experiment Ophthalmol. 2010;38(2):168–82. doi:10.1111/j.1442-9071.2010.02230.x.

92. Manche EE, Haw WW. Wavefront-guided laser in situ keratomileusis (Lasik) versus wavefrontguided photorefractive keratectomy (Prk): a prospective randomized eye-to-eye comparison (an American Ophthalmological Society thesis). Trans Am Ophthalmol Soc. 2011;109:201–20.

93. McAlinden C, Skiadaresi E, Moore JE. Hyperopic LASEK treatments with mitomycin C using the SCHWIND AMARIS. J Refract Surg. 2011;27(5):380–3. doi:10.3928/1081597X-20101104-01.

94. Moshirfar M, Schliesser JA, Chang JC, Oberg TJ, Mifflin MD, Townley R, et al. Visual outcomes after wavefront-guided photorefractive keratectomy and wavefrontguided laser in situ keratomileusis: prospective comparison. J Cataract Refract Surg. 2010;36(8):1336–43. doi:10.1016/j.jcrs.2010.02.012.

95. Settas G, Settas C, Minos E, Yeung IY. Photorefractive keratectomy (PRK) versus laser assisted in situ keratomileusis (LASIK) for hyperopia correction. Cochrane Database Syst Rev. 2012;6, CD007112. doi:10.1002/14651858.CD007112.pub3.

96. Dirani M, Couper T, Yau J, Ang EK, Islam FM, Snibson GR, et al. Long-term refractive outcomes and stability after excimer laser surgery for myopia. J Cataract Refract Surg. 2010;36(10):1709–17. doi:10.1016/j.jcrs.2010.04.041.

97. Katz T, Wagenfeld L, Galambos P, Darrelmann BG, Richard G, Linke SJ. LASIK versus photorefractive keratectomy for high myopic (> 3 diopter) astigmatism. J Refract Surg. 2013;29(12):824–31. doi:10.3928/1081597X-20131029-03.

98. Kirwan C, O'Keefe M. Comparative study of higher-order aberrations after conventional laser in situ keratomileusis and laser epithelial keratomileusis for myopia using the technolas 217z laser platform. Am J Ophthalmol. 2009;147(1):77–83. doi:10.1016/j.ajo.2008.07.014.

99. O'Brart DP, Mellington F, Jones S, Marshall J. Laser epithelial keratomileusis for the correction of hyperopia using a 7.0-mm optical zone with the Schwind ESIRIS laser. J Refract Surg. 2007;23(4):343–54.

100. Ang RT, Dartt DA, Tsubota K. Dry eye after refractive surgery. Curr Opin Ophthalmol. 2001;12(4):318–22.

101. Bower KS, Sia RK, Ryan DS, Mines MJ, Dartt DA. Chronic dry eye in photorefractive keratectomy and laser in situ keratomileusis: manifestations, incidence, and predictive factors. J Cataract Refract Surg. 2015;41(12):2624–34. doi:10.1016/j.jcrs.2015.06.037.

102. Quinto GG, Camacho W, Behrens A. Postrefractive surgery dry eye. Curr Opin Ophthalmol. 2008;19(4):335–41. doi:10.1097/ICU.0b013e3283009ef8.

103. Beheshtnejad AH, Hashemian H, Kermanshahani AM, Mahmoudi A, Johari MK. Evaluation of tear osmolarity changes after photorefractive keratectomy. Cornea. 2015;34(12):1541–4. doi:10.1097/ICO.0000000000000649.

104. Murakami Y, Manche EE. Prospective, randomized comparison of self-reported postoperative dry eye and visual fluctuation in LASIK and photorefractive keratectomy. Ophthalmology. 2012;119(11):2220–4. doi:10.1016/j.ophtha.2012.06.013.

105. Sia RK, Ryan DS, Stutzman RD, Psolka M, Mines MJ, Wagner ME, et al. Alcohol versus brush PRK: visual outcomes and adverse effects. Lasers Surg Med. 2012;44(6):475–81. doi:10.1002/lsm.22036.

106. Farahi A, Hashemi H, Mehravaran S, Tavakolizadeh S, Khabazkhoob M. Tear function evaluation in candidates of corneal laser refractive surgery for myopia. Eye Contact Lens. 2014;40(2):91–4. doi:10.1097/ICL.0000000000000015.

107. Torricelli AA, Bechara SJ, Wilson SE. Screening of refractive surgery candidates for LASIK and PRK. Cornea. 2014;33(10):1051–5. doi:10.1097/ICO.0000000000000171.

108. Salib GM, McDonald MB, Smolek M. Safety and efficacy of cyclosporine 0.05% drops versus unpreserved artificial tears in dry-eye patients having laser in situ keratomileusis. J Cataract Refract Surg. 2006;32(5):772–8. doi:10.1016/j.jcrs.2005.10.034.

109. Toda I, Yagi Y, Hata S, Itoh S, Tsubota K. Excimer laser photorefractive keratectomy for patients with contact lens intolerance caused by dry eye. Br J Ophthalmol. 1996;80(7):604–9.

第 **4** 部分

屈光术后角膜扩张
（PRSE）

第 **12** 章
屈光术后角膜扩张

Renato Ambrósio Jr，Isaac Ramos，Fernando Faria Correia

引言

LASIK 术后进展性"医源性"角膜扩张由 Theo Seiler 教授(MD)首次提出，并将其描述为一种相对罕见但非常严重的屈光激光矫正(LVC)术后并发症[1-3]。虽然关于病因学和病理生理已有相关研究，但具体机制仍不明确[2,4-6]。该并发症的发生率高达 0.66%~0.57%[7,8]，最低可为 0.2%[9]、0.05%[10]、0.04%[11]或 0.029%(Schallhorn 2013，未发表数据)。角膜扩张可引起严重视力受损，易造成患者的低满意度及与医患之间的摩擦。更需强调的一点是，LVC 术后进展性角膜扩张与医师失职指控和起诉等法律事件有着很高的关联性[12]。

角膜基质层的生物力学特性失调引起角膜扩张，进而导致角膜变薄、前突[12-16]。实际上，这一过程是由于角膜组织不能承受由于眼内压(IOP)、眼外肌动作、眨眼、揉眼及其他因素所引起的持续压力升高[5,15-17]。目前认为手术后角膜长期的稳定性主要由以下因素综合决定：术前角膜生物力学弹性、手术引起的生物力学改变、术后加载在角膜上的压力。表 12.1 总结了公认的 LVC 术后角膜扩张的危险因素。与角膜扩张相关的病理生理机制可能与以下 3 点有关：

• 术前结构异常，如圆锥角膜或其他角膜扩张性疾病(临床或亚临床)、与生物力学弱相关的角膜高危因素[4,17,18]。

• 源自手术的严重的生物力学影响[18-20]。

• 术后严重创伤，如过敏性结膜炎导致的用力揉眼行为，可引起无其他明显诱因情况下的 LASIK 术后角膜扩张(多为单侧)[21]。

表 12.1　角膜屈光手术后角膜扩张的危险因素

术前扩张性疾病（也可发生在术前角膜地形图正常的患者）

青年

高消融量

多次增效

低残余基质床

消融量占角膜厚度的高比例

薄角膜

厚角膜瓣

小光学区

术后慢性揉眼行为或外伤

术前筛查

鉴于 LVC 术后角膜扩张的严重性，最佳的治疗策略是预防。筛查角膜扩张危险因素与预防策略密切相关。筛查指应用诊断性检查发现轻至中度圆锥角膜或疾病易感性及倾向性。由于激光手术可能改变疾病的自然病程，因此筛查经常被用于阻止该疾病发生[12]。

充分利用现代诊断技术认识角膜的几何结构，了解角膜屈光手术对角膜结构的影响是术前筛查角膜扩张危险因素的基础。然而，术前确定 LVC 术后角膜扩张高危或易感性病例对屈光医师是很大的挑战[12,13]。筛选屈光患者的经典检查方法包括基于 Placido 盘角膜地形图和中央角膜厚度（CCT）[22]。Randleman 及其同事在回顾性病例对照研究中设计了"扩张风险计分系统"（Ectasia Risk Scoring System，ERSS），该系统整合了以下因素：Placido 盘角膜地形图、CCT、屈光矫正水平、残余基质床厚度（residual stromal bed，RSB）、患者年龄[11,18]。其中，异常的角膜地形图是术后角膜扩张的最重要危险因素[11,18]。ERSS 系统已被延续的研究证实具有敏感度为 8% 假阴性率[23]。另一回顾性研究纳入 LASIK 术后 36 例角膜扩张患者，经过 ERSS 评分，9 眼（25%）被归类为低度风险组，7 眼（19%）被归类为中度风险组[24]。在那些缺乏危险因素的病例中，ERSS 有相对较高的假阴性率，这与其他报道的 LASIK 术后角膜扩张的结果一致[25,26]。此外，对术前评估为正常地形图的 LASIK 年轻患者，该系统具有相对高的假阳性率[4,27]。另一限制在于对角膜地形图评价标准具有主观性，Ramos 及其同事在角膜地形图定型分类的主观判读上有明显的差异性[28]。该研究发现,同一读图者重复读图的结论评级从异常到正常的变化带来极大的观察者偏差[28]。角膜地形图的正确判读需引入更多客观的定量标准,如经典的 Rabinowitz I–S 不对称屈光度值、圆锥角膜百分比指数(KISA)、最陡峭轴的相对偏移量(AB/SRAX)等,可以用于准确地描述角膜地形图[12,29,30]。

既往研究表明,角膜地形图对检测角膜前表面的亚临床角膜扩张性改变非常敏感,其发现时间甚至早于最佳矫正视力改变及裂隙灯临床检查[31,32]。然而,屈光医师须明确的一点是,正常角膜地形图无法完全排除轻度或早期的角膜扩张性疾病[12,13,33,34]。因此,识别正常角膜地形图中的亚临床病例就显得十分重要,如对侧眼为圆锥角膜眼的病例(图 12.1 和图 12.2)。尽管这些病例证实了不同的商业

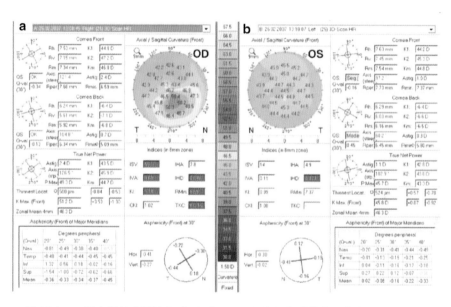

图 12.1　一例右眼轻度圆锥角膜、左眼 FFKC 患者的角膜前表面曲率矢量地形图。

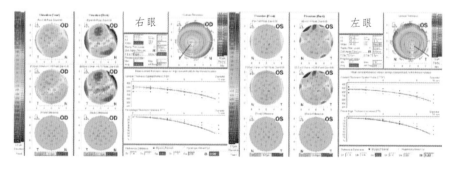

图 12.2　来自图 12.1 患者的 BAD 扩张分析图,右眼(A)和左眼(B)。

机器可以提高角膜地形图的准确性[12,13,34-36],但这并不适用于评估高可疑和易感性人群。一个重要的事实是,部分单侧角膜扩张性疾病是因为慢性揉眼等行为导致的单侧刺激[21]。而只有长期随访研究才能明确可疑和易感人群。这些病例被称为具有正常角膜地形图的未受影响的顿挫性圆锥角膜(FFKC)[13,34,36]。FFKC 的概念最早是由 Marc Amsler 教授在 20 世纪 60 年代提出并描述的,此概念基于Placido 盘照片,略早于计算机角膜影像技术的发展。FFKC 曾被用于描述一种可能不会进展或疾病进展的"未遂"状态[37,38]。

　　LASIK 术后角膜扩张性疾病的报道显示,我们需要一种更敏感的能检测轻度或亚临床角膜扩张疾病的检测手段(图 12.2 和图 12.3)[25,39-42]。对于这些病例的回顾性研究更定义了这一疾病典型群体,并进一步增强了检测扩张风险的敏感性。然而,手术对角膜扩张的影响亦十分重要,如厚角膜瓣或过多组织的切削。实际上,对术前检测的数据分析已经是这一领域最重要的进展[12,13]。许多报道的病例仅有局限的术前数据如前表面曲率或 CCT,这限制了其相关研究的潜力[12]。另一重要的观点认为,如果手术或其他环境因素(如眼外伤和过度揉眼)对角膜有足够的干扰,所有角膜均可以发生扩张[12,21]。

　　因此,术前检测的目的不仅仅限于检测轻度或亚临床圆锥角膜,更是为了纵向综合评估个体对于扩张性疾病的易感性,这同时也取决于 LVC 手术过程对生物力学的影响[12,34]。基于该目标,检测及筛选不应仅仅局限于角膜前表面地形图或CCT 评估。

角膜断层扫描图解读

　　在提高筛查角膜扩张性疾病准确性方面,角膜断层扫描图被证明比角膜地形图更具有效性[12,13,25,33,34,43]。断层扫描可以三维(3D)重建角膜的形状、提供角膜前后表面形态图以及角膜厚度地图[44]。角膜高度图代表角膜表面测量值(前或后表面)与参考平面之间的差值。通常参考平面值为角膜最佳拟合平面数值。建议使用8mm 的最佳拟合面(BFS),以提供足够的数据点且能较好地拟合大多数病例[13]。临床解读时角膜断层扫描最重要的数据是角膜地形图的形态、最薄点高度值、4~5mm 区域内最大高度值等。角膜地图还可能用到其他参数,如最佳拟合环曲面或非球椭圆面(BFTA 或 BFTE)。临床医师应了解不同几何参考面的意义,根据角膜直径变化进行选取并计算最佳拟合。如 BFS 适合鉴别规则散光,而最佳非球椭圆面拟合(BFTE)有助于评估不规则散光。关于圆锥角膜的检测,我们曾报道在后表

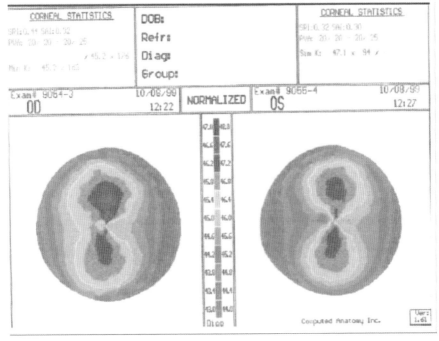

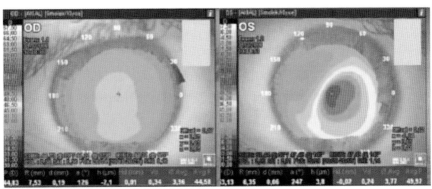

图 12.3　单侧进展性 LASIK 术后角膜扩张。该患者仅在左眼行单侧 LASIK 手术矫正 –6.00~ 1.00×180°的屈光不正。(上)使用标准化的彩色图显示显示双眼术前轴向曲率图。(下)术后使用 Smolek–Klyce 标准的轴向曲率图。

面最薄点使用 BFS 及 BFTE(8mm 区域)评估最高值有相似的表现。Pentacam 检测圆锥角膜时,使用 BFS 评价时最薄点 12μm 作为诊断圆锥角膜的标准(敏感性 96.28%,特异性 98.79%),使用 BFTE 法诊断标准则为 8μm(敏感性 95.04%,特异性 99.09%)[33,35]。Micheal Belin 博士首先引入了"增强高度"的概念并在 Pentacam 上得以实现。计算 8mm 角膜范围的标准 BFS 后, 排除以角膜最薄点为中心的

3.5mm 区域进行第二次"增强"计算。标准地形图和增强 BFS 地形图之间的差异图显示了排除区域内的差异。异常结果判定为前表面差大于 5μm 和后表面差大于 12μm 的结果为可疑[13,33,35]。

角膜断层扫描还可以绘制详细的角膜厚度图,如最薄点数值和位置、全角膜的厚度分布等[44]。既往研究表明,最薄点(TP)比中央角膜厚度在判断筛查扩张性疾病、计算组织改变百分比(PTA)和 RSB 等方面更为准确。Pentacam 主要通过角膜厚度空间模式(CTSP)和厚度增加百分比(PTI)的概念描述角膜厚度分布[45]。CTSP 指从最薄点向外角膜厚度增加的速率与 TP 同心圆环内厚度测量值平均值,速率阶度为 0.1mm。PTI 涉及以 TP 为中心的类似测量过程,但厚度为从 TP 增加的每个环形的厚度百分比。Pentacam 图像显示的是被检查角膜的 CTSP 和 PTI,以及正常参考人群(95%置信区间)的均值和标准差[13,33,35]。根据这些数据可计算从最薄点开始,全角膜子午线上的角膜进展指数(PPI)。沿各方向子午线上标注平均(PPI ave)、最大(PPI max)及最小(PPI min)数值。正常人群最小、最大 PPI 的均值及 SD 分别为 0.58±0.3、0.85±0.18 和 0.13±0.33[13,45]。角膜厚度指数越高,则从最薄点到周边的图形呈非常陡峭的厚度变化(PTI 和 CTSP 图下降)[45]。Ambrósio 相关厚度(ART)值是最薄点和子午线上 PPI 均值(ART Ave)、最大值(ART Ave)的比值[46]。临床圆锥角膜 ART-Ave 临界标准为 474μm(敏感性 99.59%,特异性 98.19%),轻度圆锥角膜(FFKC)ART-Ave 临界标准为 521μm(敏感性 91.49%,特异性 93.05%)。临床圆锥角膜 ART Max 临界标准为 386μm(敏感性 99.17%,特异性 97.28%),亚临床、轻度圆锥角膜(FFKC)ART Max 临界标准为 416μm(敏感性 85.11%,特异性 93.05%)[35]。

Pentacam 中 Belin 增强扩张分析图(BAD)旨在提高筛选角膜扩展性疾病的准确性。BAD 全面综合了标准和增强 BFS 前、后表面高度图及厚度数据。不同的断层扫描参数用标准差(d value)描述最薄点(8mm BFS)前、后表面高度,标准及增强图前、后表面的高度变化,最薄点厚度及位置,PPI,ART 和最大曲率(KMax)。该软件提供了结合断层扫描数据、基于线性回归方程得到最终偏差值(BAD-D),优化检测扩张性疾病的敏感性和特异性[13,33,35]。诊断圆锥角膜的标准是 BAD-D 高于 2.11(敏感性 99.59%,特异性 100%),而轻度或亚临床疾病的标准为 BAD-D 高于 1.22(敏感性 93.62%,特异性 94.56%)[35]。

既往研究显示,BAD-D 是预测角膜扩张疾病的最准确参数,结合术前临床数据的分析仍可以进一步提高其准确性[12,47]。例如,我们根据 23 例 LASIK 术后发生圆锥角膜的患者和 266 例随访超过 1 年的稳定的 LASIK 患者的术前临床特点和角膜断层扫描数据,制订了扩张敏感性评分(ESS-I)。该研究结合 BAD-D、年龄和 RSB 建立回归公式。以 0.068 作为临界值(相对危险度 6.8%,敏感性 100%,特异性 94%),受试者工作特征曲线下面积(ROC)(AUC=0.989;95%CI:0.969~0.998),优于包括 BAD-D(AUC=0.931;CI:0.895~0.957;De Long,P>0.001)在内的所有参数。因此,ESS-I 能够根据 BAD-D、年龄和 RSB 计算出患圆锥角膜的相对风险。对数函数功能导致 0~1 的二进制结果,这代表了角膜扩张的风险(图 12.4)。例如,一例 21 岁的患者,BAD-D 为 0.9、RSB 为 350μm 代表患角膜扩张症的风险很高(24%)。但当患者年龄为 21 岁、RSB 为 350μm 而 BAD-D 为 0.2 时,则代表患角膜扩张症的风险较低(3%)。一例 42 岁的患者,BAD-D 为 0.9,RSB 为 350μm 时代表其患角膜扩张的风险较低(1%)[47]。该方法被认为可提高评估屈光患者角膜扩张风险的敏感性和特异性。除了 ESS-I,BrAIN(人工智能和角膜分析的巴西研究组)开发了强化的角膜参数检测方法。增强的方法包括了更多的断层扫描参数,并证明了其在准确性方面有很大的改进 (https://www.youtube.com/watch?v=d4jOG7jAPwU)。

其他角膜检测手段

除了利用角膜断层扫描进行厚度评估外,利用 OCT 进行角膜断层摄影或"分段摄影"或超高频超声波建立角膜上皮地形图也均可用于角膜扩张风险的评估,并为角膜扩张的诊断提供更多丰富证据[48-51]。例如,Reinstein 和他的同事回顾性观察术前角膜地形异常、但 LASIK 术后稳定的患者,通过角膜上皮厚度图来排除非

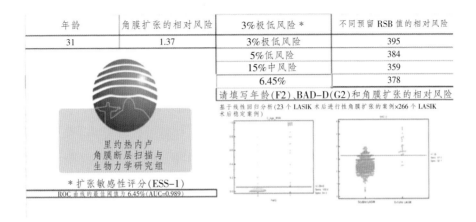

图 12.4　术前 ESS-I 示意图。

扩张角膜疾病,提高了诊断的特异性[40]。

　　然而,角膜扩张性改变(曲率、高度及厚度)等是原发性角膜结构或生物力学的异常所继发出现的临床表现[15,17]。Roberts 和 Dupps 提出角膜扩张来自于局部而非全角膜的生物力学功能弱化[16]。因此,临床评估角膜力学特性有助于提高 LVC 的安全性和疗效[12,15]。眼部反应分析仪(ORA;Reichert,Buffalo,NY,US)[13,15]、Corvis ST(Oculus,Wetzlar,Germany)[13,35] 和 Brillouin 光学显微镜(哈佛医学院,Boston,MA,USA)[52,53] 为角膜组织生物力学特性的临床评价提供了极具潜力的检测技术。尽管如此,目前仍没有确定的临床筛选参数可供准确的生物力学分析。未来分子生物学及基因评估可能为筛查扩张性角膜疾病及风险评估提供科学依据。

术后诊断

　　医师在对任何计划进行 LVC 手术的屈光疾病患者评估时都应该考虑到角膜扩张性疾病。角膜扩张的最主要临床特征为进行性视力下降、屈光度数增加(常为近视)以及散光增加。LASIK 手术后角膜扩张最为常见,但也有其他角膜表面消融术后的病例报道[3,12,54,55]。准分子切削对角膜有生物力学影响,但 LASIK 手术的角膜瓣具有更大损害。有意思的是,曾有病例报道 LASIK 术后单侧角膜扩张,而对侧进行 PRK 手术眼则在术后保持稳定[39]。已有报道提出,角膜表面切削对术后长期角膜扩张可能存在一定益处[56]。

　　在临床实践中,我们教育并鼓励患者进行定期复诊并杜绝揉眼。如果早期发现、诊断并妥善处理并发症,其预后会好很多[11,57-62]。当 LVC 术后的患者抱怨视力下降,临床医师须对屈光度之外的其他眼部情况进行详细检查,包括波前像差、角膜结构分析(地形图、断层扫描术)、眼内压及视网膜功能评估等。辅助检查的整合分析对评估角膜状态十分关键。例如,角膜地形图常常能显示 LVC 术后角膜扩张性患者的角膜呈现陡峭形态及不规则散光[3,4,42,46,63]。患者可出现波前像差分析的改变,如高阶像差增加(尤其是垂直彗差、球差、三叶草像差)[64,65]。角膜断层扫描检测也可为 LVC 术后诊断提供证据[13,33,35]。临床医师适当运用影像技术识别出不规则散光的存在,因为散光常常出现在角膜前表面、伴随后表面高度改变及地形图改变[13,33,35]。角膜后表面高度的变化可用于监测 LASIK 术后角膜的长期稳定性,使用 BFS 进行术前检测时在中心 4mm 区域高度低于 $7\mu m$ 时常预示 LASIK 术后角膜稳定[66]。图 12.5 显示一例 LASIK 术后角膜扩张性病例的角膜后表面变化。LVC 术后角膜扩张改变也常常出现进展性的角膜变薄[12,33,47,67]。

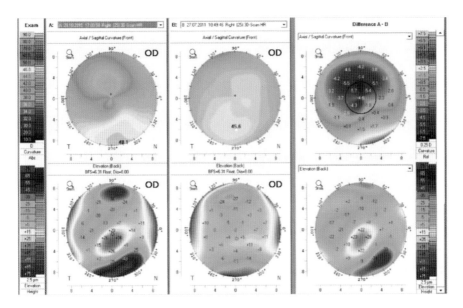

图 12.5　术后(左)、术前(中)、差异(右)示意图显示一例常规 LASIK 手术术后角膜扩张的患者。注意差异图上图角膜后表面的改变(中央 4mm 区域上方达到 7μm)。

因为还有其他可能导致不规则散光的情况(如干眼,不规则的切口或角膜瓣相关并发症),医师需将临床数据与检查结果 (如角膜断层扫描和后表面及厚度等)互补,以制订适当的诊断和治疗计划,这是非常重要的。在这种情况下,必须了解手术前的临床状态以及手术相关信息[12,57,64]。角膜地形图、角膜厚度、屈光度和视力是最关键的术前数据[12,57,64]。

除了对患者当前状态全面而详细的评估,还需要与既往屈光手术相关的数据来确定角膜扩张症发生的原因及预后,从而制订最佳的治疗策略。术前的屈光状态、角膜可用厚度、皮瓣厚度、切口类型及切削最大深度等都是临床决策的重要信息。

临床工作中评估角膜瓣的形状和厚度可通过傅里叶域前节 OCT 或者高频超声(UBM)[12,68]。飞秒激光制作的平面结构的角膜瓣在生物力学稳定性方面显示出一定的优越性[68-70]。既往研究也显示角膜瓣在 LASIK 手术的生物力学中具有重要影响[69-71]。在一些临床病例中,角膜瓣过厚被认为是 LASIK 术后角膜扩张的原因[20,68,72]。图 12.6 显示了 LASIK 术后由于角膜瓣过厚导致的角膜扩张症的临床示例。

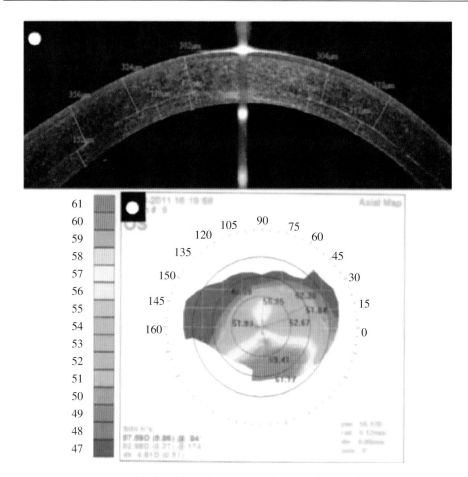

图 12.6　（上）角膜 OCT 示因厚角膜瓣引起的 LASIK 术后角膜扩张；角膜 OCT。（下）前矢状面角膜地形图。

治疗

一旦确诊为角膜扩张，须考虑获得完整的临床信息来为患者制订最佳治疗方案。简而言之，治疗主要目的是避免疾病进展、提高视力（表 12.2）[65,73]。

LVC 术后角膜扩张的治疗和手术方法可参考圆锥角膜及其他角膜扩张性疾病[65]。治疗包括对患者的教育，向患者说明角膜移植可能是最终治疗的需要。但是，LVC 术后角膜扩张和圆锥角膜之间具有重要区别，屈光患者有更高的期望和要求，他们是为了减少或消除佩戴眼镜和角膜接触镜的需求才选择行屈光手术矫正。因此也特别需要注意与这类患者相关的医疗法律问题。

框架眼镜和角膜接触镜是恢复视力和提高视觉质量的主要工具，虽然对这类

表 12.2　LVC 术后角膜扩张的治疗方式选择

患者教育

戴框架镜

接触镜（RGP、巩膜镜、半巩膜镜、混合型）

胶原交联（CXL）

ICRS 植入

CXL plus：

　　Cretan 程序（PTK+CXL）

　　Athens 程序（PTK/PRK+CXL）

　　CK+CXL

　　ICRS+CXL

有晶体眼 IOL

角膜移植（DALK 或穿透性角膜移植）

患者来说很难接受佩戴眼镜，但仍需向患者强调疾病教育及治疗选择的必要性。与圆锥角膜一样，手术在必要的同时伴随术后扩张风险、视觉康复治疗的问题[11,65]。

　　角膜交联术与角膜环植入术（ICRS）是治疗 LVC 术后扩张症的主要手术选择（图 12.7）[46,59,60,62,65]。当角膜扩张已经达到稳定状态，可考虑进行人工晶体植入术矫正残余屈光不正，此类患者通过对球柱镜的矫正可获得更好的视力（图 12.8）[65,73,74]。

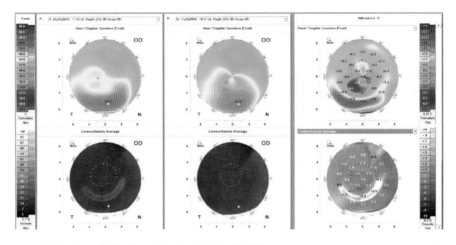

图 12.7　术后（左）、术前（中）、差异（右）经过飞秒辅助 ICRS（Keraring SI6 150/250；Mediphacos，Belo horizontate，Brazil）治疗的 LASIK 术后扩张症患者的曲率和平均光密度图，术后未矫正视力（20/400 至 20/60）和矫正视力（20/50 至 20/25）。

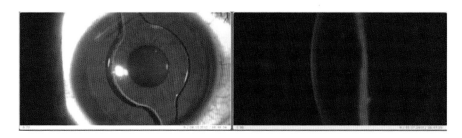

图 12.8　胶原交联后 3 个月进行的前房型人工晶状体植入术（Acrysof-Cachet；美国沃思堡 Alcon 实验室）。植入前屈光−11.50DS/−0.75DC×43,矫正视力 20/30+。术后未矫正视力为 20/30+ 2。内皮细胞术后 3 年细胞计数保持稳定,曲率图变化最小。避免揉眼睛是此类患者基本要求。

利用不同组合如 Athens 和 Cretan 治疗方式，可达到提高视觉质量和角膜接触镜耐受性的效果[58-60,65,75-77]。ICRS 植入技术应在飞秒激光的辅助下完成,隧道的深度更精确,并发症的发生率更低[59]。自引入交联技术以来,准分子激光成为治疗扩张症的有用工具[58]。Athens(PTK/自定义 PRK+CXL)更适合具有足够角膜厚度的患者进行角膜切削及交联治疗[58,78]。然而,当角膜少于 400μm,可考虑使用 Cretan 方案 (PTK+CXL)和低渗透性核黄素溶液和(或)蒸馏水增加角膜厚度[76,79-81]。角膜瓣结构分析对治疗的计划也十分重要。例如,如果皮瓣很厚,因为环段没有组织支持, ICRS 植入的成功率就很低[68,72]。对于这些情况,交联程序是更合适的选择[65,72,76,77]。当所有手术治疗都失效时,角膜移植手术是恢复视力的最后选择。相比穿透性角膜移植术,常优先考虑深板层角膜移植术[65]。

总结

　　屈光手术筛查的主要目的不仅仅是识别轻度扩张的病例,同时也是对角膜进行生物力学变化和角膜扩张风险易感性的评估。事实上,这种方法可以提高角膜手术的效率和可预测性。基于 Placido 盘的角膜地形图和 CCT 的标准筛选标准在敏感性和特异性方面具有很大的局限性。屈光手术医师应该明确的概念是,即使在没有前表面变化的情况下也可能发生角膜扩张。这种非常轻微的疾病状态可以解释 LASIK 术后无明显危险因素的扩张症的病例报告(不包括角膜瓣过厚或过度组织消融)。许多新技术已经被证明有可能提高角膜扩张症风险预测的准确性。虽然我们目前还没有一个确定的临床方法来评估角膜生物力学,但适当的角膜形态分析是角膜生物力学改变的敏感性检测的重要依据。最近的相关研究进展为阐明角膜生物力学特性提供了很有前景的途径和方式。正如 EES-I 所示,临床数据与补充检查的整合可以达到提高筛选易感疾病准确性的目标。验证性实验和人工智能分析(巴西人工智能角膜分析研究组)目前也正在进行中。未来检测角膜扩张风险的筛选方法应考虑结合患者相关数据和手术相关参数,并基于仿真分析和人工智能数据分析。术前结合辅助检查与临床检查可以确保对病例进行正确的诊断,并为术后角膜扩张患者选取最适当的治疗。

(李元君 向爱群 译)

参考文献

1. Seiler T, Koufala K, Richter G. Iatrogenic keratectasia after laser in situ keratomileusis. J Refract Surg. 1998;14(3):312–7.
2. Binder PS. Analysis of ectasia after laser in situ keratomileusis: risk factors. J Cataract Refract Surg. 2007;33(9):1530–8.
3. Binder PS, Lindstrom RL, Stulting RD, et al. Keratoconus and corneal ectasia after LASIK. J Cataract Refract Surg. 2005;31(11):2035–8.
4. Binder PS, Trattler WB. Evaluation of a risk factor scoring system for corneal ectasia after LASIK in eyes with normal topography. J Refract Surg. 2010;26(4):241–50.
5. Dawson DG, Randleman JB, Grossniklaus HE, et al. Corneal ectasia after excimer laser keratorefractive surgery: histopathology, ultrastructure, and pathophysiology. Ophthalmology. 2008;115(12):2181–91.e2181.
6. Ou RJ, Shaw EL, Glasgow BJ. Keratectasia after laser in situ keratomileusis (LASIK): evaluation of the calculated residual stromal bed thickness. Am J Ophthalmol. 2002;134(5):771–3.
7. Pallikaris IG, Kymionis GD, Astyrakakis NI. Corneal ectasia induced by laser in situ keratomileusis. J Cataract Refract Surg. 2001;27(11):1796–802.
8. Spadea L, Cantera E, Cortes M, Conocchia NE, Stewart CW. Corneal ectasia after myopic laser in situ keratomileusis: a long-term study. Clin Ophthalmol. 2012;6:1801–13.
9. Rad AS, Jabbarvand M, Saifi N. Progressive keratectasia after laser in situ keratomileusis. J Refract Surg. 2004;20(5 Suppl):S718–22.
10. Moshirfar M, Smedley JG, Muthappan V, Jarsted A, Ostler EM. Rate of ectasia and incidence of irregular topography in patients with unidentified preoperative risk factors undergoing femtosecond laser-assisted LASIK. Clin Ophthalmol. 2014;8:35–42.
11. Randleman JB, Russell B, Ward MA, Thompson KP, Stulting RD. Risk factors and prognosis for corneal ectasia after LASIK. Ophthalmology. 2003;110(2):267–75.
12. Ambrosio Jr R, Randleman JB. Screening for ectasia risk: what are we screening for and how should we screen for it? J Refract Surg. 2013;29(4):230–2.
13. Ambrosio Jr R, Nogueira LP, Caldas DL, et al. Evaluation of corneal shape and biomechanics before LASIK. Int Ophthalmol Clin. 2011;51(2):11–38.
14. Ambrosio R, Jr., Ramos I, Faria-Correia F, Belin MW. Tomographic Screening for Ectasia Susceptibility – analysis must go beyond corneal curvature and central thickness. Cataract Refract Surg Today Eur. 2012;20–5.
15. Dupps Jr WJ, Wilson SE. Biomechanics and wound healing in the cornea. Exp Eye Res. 2006;83(4):709–20.
16. Roberts CJ, Dupps Jr WJ. Biomechanics of corneal ectasia and biomechanical treatments. J Cataract Refract Surg. 2014;40(6):991–8.
17. Dawson DG, Grossniklaus HE, McCarey BE, Edelhauser HF. Biomechanical and wound healing characteristics of corneas after excimer laser keratorefractive surgery: is there a difference between advanced surface ablation and sub-Bowman's keratomileusis? J Refract Surg. 2008;24(1):S90–6.

18. Randleman JB, Woodward M, Lynn MJ, Stulting RD. Risk assessment for ectasia after corneal refractive surgery. Ophthalmology. 2008;115(1):37–50.

19. Santhiago MR, Smadja D, Gomes BF, et al. Association between the percent tissue altered and post-laser in situ keratomileusis ectasia in eyes with normal preoperative topography. Am J Ophthalmol. 2014;158(1):87–95.e81.

20. Santhiago MR, Smajda D, Wilson SE, Randleman JB. Relative contribution of flap thickness and ablation depth to the percentage of tissue altered in ectasia after laser in situ keratomileusis. J Cataract Refract Surg. 2015;41(11):2493–500.

21. Padmanabhan P, Aiswaryah R, Abinaya Priya V. Post-LASIK keratectasia triggered by eye rubbing and treated with topography-guided ablation and collagen cross-linking – a case report. Cornea. 2012;31(5):575–80.

22. Ambrosio Jr R, Klyce SD, Wilson SE. Corneal topographic and pachymetric screening of keratorefractive patients. J Refract Surg. 2003;19(1):24–9.

23. Randleman JB, Trattler WB, Stulting RD. Validation of the Ectasia Risk Score System for preoperative laser in situ keratomileusis screening. Am J Ophthalmol. 2008;145(5):813–8.

24. Chan CC, Hodge C, Sutton G. External analysis of the Randleman Ectasia Risk Factor Score System: a review of 36 cases of post LASIK ectasia. Clin Experiment Ophthalmol. 2010; 38(4):335–40.

25. Ambrosio Jr R, Dawson DG, Salomao M, Guerra FP, Caiado AL, Belin MW. Corneal ectasia after LASIK despite low preoperative risk: tomographic and biomechanical findings in the unoperated, stable, fellow eye. J Refract Surg. 2010;26(11):906–11.

26. Klein SR, Epstein RJ, Randleman JB, Stulting RD. Corneal ectasia after laser in situ keratomileusis in patients without apparent preoperative risk factors. Cornea. 2006;25(4):388–403.

27. Duffey RJ, Hardten DR, Lindstrom RL, et al. Ectasia after refractive surgery. Ophthalmology. 2008;115(10):1849; autor reply 1849–50.

28. Ramos IC, Correa R, Guerra FP, et al. Variability of subjective classifications of corneal topography maps from LASIK candidates. J Refract Surg. 2013;29(11):770–5.

29. Rabinowitz YS, Rasheed K. KISA% index: a quantitative videokeratography algorithm embodying minimal topographic criteria for diagnosing keratoconus. J Cataract Refract Surg. 1999;25(10):1327–35.

30. Rabinowitz YS. Videokeratographic indices to aid in screening for keratoconus. J Refract Surg. 1995;11(5):371–9.

31. Maeda N, Klyce SD, Smolek MK. Comparison of methods for detecting keratoconus using videokeratography. Arch Ophthalmol. 1995;113(7):870–4.

32. Maeda N, Klyce SD, Tano Y. Detection and classification of mild irregular astigmatism in patients with good visual acuity. Surv Ophthalmol. 1998;43(1):53–8.

33. Belin MW, Ambrosio R. Scheimpflug imaging for keratoconus and ectatic disease. Indian J Ophthalmol. 2013;61(8):401–6.

34. Saad A, Gatinel D. Topographic and tomographic properties of forme fruste keratoconus corneas. Invest Ophthalmol Vis Sci. 2010;51(11):5546–55.

35. Ambrosio Jr R, Valbon BF, Faria-Correia F, Ramos I, Luz A. Scheimpflug imaging for laser refractive surgery. Curr Opin Ophthalmol. 2013;24(4):310–20.

36. Smadja D, Touboul D, Cohen A, et al. Detection of subclinical keratoconus using an automated decision tree classification. Am J Ophthalmol. 2013;156(2):237–46.e231.

37. Amsler M. The "forme fruste" of keratoconus. Wien Klin Wochenschr. 1961;73:842–3.

38. Amsler M. Some data on the problem of keratoconus. Bull Soc Belge Ophtalmol. 1961;129: 331–54.

39. Hodge C, Lawless M, Sutton G. Keratectasia following LASIK in a patient with uncomplicated PRK in the fellow eye. J Cataract Refract Surg. 2011;37(3):603–7.

40. Reinstein DZ, Archer TJ, Gobbe M. Stability of LASIK in topographically suspect keratoconus confirmed non-keratoconic by Artemis VHF digital ultrasound epithelial thickness mapping: 1-year follow-up. J Refract Surg. 2009;25(7):569–77.

41. Tuli SS, Iyer S. Delayed ectasia following LASIK with no risk factors: is a 300-microm stromal bed enough? J Refract Surg. 2007;23(6):620–2.

42. Geggel HS, Talley AR. Delayed onset keratectasia following laser in situ keratomileusis. J Cataract Refract Surg. 1999;25(4):582–6.

43. Ambrosio Jr R. A revolução dos lasers de femtossegundo na oftalmologia. Rev Bras Oftalmol. 2011;70(4):207–10.

44. Ambrosio Jr R, Belin MW. Imaging of the cornea: topography vs tomography. J Refract Surg. 2010;26(11):847–9.

45. Ambrosio Jr R, Alonso RS, Luz A, Coca Velarde LG. Corneal-thickness spatial profile and corneal-volume distribution: tomographic indices to detect keratoconus. J Cataract Refract Surg. 2006;32(11):1851–9.

46. Ambrosio Jr R, Caiado AL, Guerra FP, et al. Novel pachymetric parameters based on corneal tomography for diagnosing keratoconus. J Refract Surg. 2011;27(10):753–8.

47. Ambrósio Jr R, Ramos I, Lopes B, et al. Assessing ectasia susceptibility prior to LASIK: the role of age and residual stromal bed (RSB) in conjunction to Belin-Ambrósio deviation index (BAD-D). Rev Bras Oftalmol. 2014;73:75–80.

48. Li Y, Tan O, Brass R, Weiss JL, Huang D. Corneal epithelial thickness mapping by Fourier-domain optical coherence tomography in normal and keratoconic eyes. Ophthalmology. 2012;119(12):2425–33.

49. Reinstein DZ, Archer TJ, Gobbe M. Corneal epithelial thickness profile in the diagnosis of keratoconus. J Refract Surg. 2009;25(7):604–10.

50. Reinstein DZ, Archer TJ, Urs R, Gobbe M, RoyChoudhury A, Silverman RH. Detection of keratoconus in clinically and algorithmically topographically normal fellow eyes using epithelial thickness analysis. J Refract Surg. 2015;31(11):736–44.

51. Reinstein DZ, Gobbe M, Archer TJ, Silverman RH, Coleman DJ. Epithelial, stromal, and total corneal thickness in keratoconus: three-dimensional display with artemis very-high frequency digital ultrasound. J Refract Surg. 2010;26(4):259–71.

52. Scarcelli G, Pineda R, Yun SH. Brillouin optical microscopy for corneal biomechanics. Invest Ophthalmol Vis Sci. 2012;53(1):185–90.

53. Scarcelli G, Yun SH. In vivo Brillouin optical microscopy of the human eye. Opt Express. 2012;20(8):9197–202.

54. Mohammadpour M. Corneal ectasia after LASIK in one eye and uneventful PRK in the fellow eye. J Cataract Refract Surg. 2007;33(10):1677; author reply 1677–8.

55. Randleman JB, Caster AI, Banning CS, Stulting RD. Corneal ectasia after photorefractive keratectomy. J Cataract Refract Surg. 2006;32(8):1395–8.

56. Khochtali S, Colin J, Touboul D, Binder PS. Does photorefractive keratectomy affect keratoconus progression? J Refract Surg. 2010;26(12):925–6.

57. Ambrosio Jr R, Wilson SE. Complications of laser in situ keratomileusis: etiology, prevention, and treatment. J Refract Surg. 2001;17(3):350–79.

58. Kanellopoulos AJ, Binder PS. Management of corneal ectasia after LASIK with combined, same-day, topography-guided partial transepithelial PRK and collagen cross-linking: the athens protocol. J Refract Surg. 2011;27(5):323–31.

59. Pinero DP, Alio JL, Uceda-Montanes A, El Kady B, Pascual I. Intracorneal ring segment implantation in corneas with post-laser in situ keratomileusis keratectasia. Ophthalmology. 2009;116(9):1665–74.

60. Vinciguerra P, Camesasca FI, Albe E, Trazza S. Corneal collagen cross-linking for ectasia after excimer laser refractive surgery: 1-year results. J Refract Surg. 2010;26(7):486–97.

61. Wang JC, Hufnagel TJ, Buxton DF. Bilateral keratectasia after unilateral laser in situ keratomileusis: a retrospective diagnosis of ectatic corneal disorder. J Cataract Refract Surg. 2003;29(10):2015–8.

62. Yam JC, Cheng AC. Prognostic factors for visual outcomes after crosslinking for keratoconus and post-LASIK ectasia. Eur J Ophthalmol. 2013;23(6):799–806.

63. Randleman JB. Post-laser in-situ keratomileusis ectasia: current understanding and future directions. Curr Opin Ophthalmol. 2006;17(4):406–12.

64. Ambrosio Jr R, Jardim D, Netto MV, Wilson SE. Management of unsuccessful LASIK surgery. Compr Ophthalmol Update. 2007;8(3):125–41; discussion 143–4.

65. Faria-Correia F, Luz A, Ambrósio Jr R. Managing corneal ectasia prior to keratoplasty. Expert Rev Ophthalmol. 2015;10(1):22–48.

66. Ciolino JB, Khachikian SS, Cortese MJ, Belin MW. Long-term stability of the posterior cornea after laser in situ keratomileusis. J Cataract Refract Surg. 2007;33(8):1366–70.

67. Ciolino JB, Khachikian SS, Belin MW. Comparison of corneal thickness measurements by ultrasound and scheimpflug photography in eyes that have undergone laser in situ keratomileusis. Am J Ophthalmol. 2008;145(1):75–80.

68. Randleman JB, Hebson CB, Larson PM. Flap thickness in eyes with ectasia after laser in situ keratomileusis. J Cataract Refract Surg. 2012;38(5):752–7.

69. Knox Cartwright NE, Tyrer JR, Jaycock PD, Marshall J. Effects of variation in depth and side cut angulations in LASIK and thin-flap LASIK using a femtosecond laser: a biomechanical study. J Refract Surg. 2012;28(6):419–25.

70. Medeiros FW, Sinha-Roy A, Alves MR, Dupps Jr WJ. Biomechanical corneal changes induced by different flap thickness created by femtosecond laser. Clinics (Sao Paulo). 2011;66(6): 1067–71.

71. Yip YW, Yu MC, Jhanji V. Randomized, contralateral eye study to evaluate the effect of standard and inverted side-cut angle on corneal biomechanical properties during femtosecond laser-assisted in situ keratomileusis. Acta Ophthalmol. 2014;92(6):e437–42.

72. Valbon BF, Ambrósio RJ, Glicéria J, Santos R, Luz A, Alves MR. Unilateral corneal ectasia after Bilateral LASIK: the thick flap counts. Int J Kerat Ect Cor Dis. 2013;2(2):79–83.

73. Ambrosio R, Jr. Intracorneal ring segment, phakic IOL implantation enable keratoconus management without keratoplasty. Ocul Surg News US Ed. 2011.

74. Kymionis GD, Grentzelos MA, Karavitaki AE, Zotta P, Yoo SH, Pallikaris IG. Combined corneal collagen cross-linking and posterior chamber toric implantable collamer lens implantation for keratoconus. Ophthalmic Surg Lasers Imaging. 2011;42 Online:e22–5.

75. Coskunseven E, Kymionis GD, Tsiklis NS, et al. Complications of intrastromal corneal ring segment implantation using a femtosecond laser for channel creation: a survey of 850 eyes with keratoconus. Acta Ophthalmol. 2011;89(1):54–7.

76. Kymionis GD, Grentzelos MA, Kankariya VP, Pallikaris IG. Combined transepithelial phototherapeutic keratectomy and corneal collagen crosslinking for ectatic disorders: cretan protocol. J Cataract Refract Surg. 2013;39(12):1939.

77. Kymionis GD, Grentzelos MA, Portaliou DM, Kankariya VP, Randleman JB. Corneal collagen cross-linking (CXL) combined with refractive procedures for the treatment of corneal ectatic disorders: CXL plus. J Refract Surg. 2014;30(8):566–76.

78. Kanellopoulos AJ, Asimellis G. Keratoconus management: long-term stability of topography-guided normalization combined with high-fluence CXL stabilization (the Athens Protocol). J Refract Surg. 2014;30(2):88–93.

79. Kozobolis V, Labiris G, Gkika M, Sideroudi H. Additional applications of corneal cross linking. Open Ophthalmol J. 2011;5:17–8.

80. Mastropasqua L, Nubile M, Calienno R, et al. Corneal cross-linking: intrastromal riboflavin concentration in iontophoresis-assisted imbibition versus traditional and transepithelial techniques. Am J Ophthalmol. 2014;157(3):623–30.e621.

81. Mastropasqua L, Nubile M, Lanzini M, et al. Morphological modification of the cornea after standard and transepithelial corneal cross-linking as imaged by anterior segment optical coherence tomography and laser scanning in vivo confocal microscopy. Cornea. 2013;32(6):855–61.

第 **5** 部分

治疗性角膜激光手术和激光移植术后并发症及处理

第 13 章

治疗性准分子激光切削

Johannes Steinberg，Stephan J. Linke，Toam R. Katz

准分子激光治疗性角膜切削术(PTK)

在角膜屈光性激光手术中，准分子激光治疗性角膜切削术(PTK)是一种重要的现代屈光治疗性角膜手术。

PTK 已于 1995 年获得 FDA 批准[1]。它是基于激光的消融原理(波长为 193nm)消融浅表角膜组织，基本内容已在第 1 章概述。

与 PRK 不同，PTK 的目的不是改变角膜曲率治疗角膜屈光，而是希望在不改变角膜屈光度的情况下移除病理性角膜组织。因此，它是一种可有效微创的治疗浅表性角膜病变的选择。PTK 通常作为一线治疗，以避免或延缓损伤性更大的其他角膜手术。PTK 的主要指征是角膜上皮及基底病理改变(复发性糜烂)、浅表性角膜混浊以及对不规则/不对称浅表性角膜病变进行基于角膜地形图的角膜切削术(TBK)。

下一节主要针对 PTK 的特点和并发症进行讨论，本书将另行讨论 TBK 手术。

概述

适应证

PTK 手术成功与否与正确的手术适应证密切相关!病理学上角膜起源并累及前部角膜的病变可通过正确使用准分子激光治愈或者得到显著改善。但另一方面，一些临床症状可能会产生误导:如睑缘炎引起的异物感可导致继发性角膜病变，类似于复发性角膜糜烂。这种病变无法通过 PTK 手术缓解病情，相反还会延迟角膜愈合，加重损伤。另一个例子是旁中心不规则的角膜瘢痕，从技术上讲这些瘢痕很容易去除，但不规则性会持续存在，戴镜矫正视力亦无明显改善。如果主要原因是地形不规则引起高阶像差，阻滞剂的运用可有助于形成平滑的表面，但不会出现预期的视力改善。

　　关于正确选择手术适应证及针对不同疾病采用不同术式,我们将在下文讨论不同情况下 PTK 的特点。

PTK 术后获得平滑的角膜表面

　　如上所述,PTK 的目的是对角膜前部进行非屈光性的消融。尽管激光对于病变角膜进行了治疗,但要达到理论上的完美状态仍是挑战。这些挑战包括不规则上皮(EBMD)、角膜瘢痕、角膜基质营养不良、不均匀上皮厚度(与中心区相比,周围上皮层较厚)、角膜的非球面形状等。

　　解决这些困难需采用不同的方法:

　　● 对于角膜上皮面不规则、有规则的 Bowman 层伴随上皮缺失的瘢痕,我们首选酒精辅助去除角膜上皮以确保角膜 (Bowman 层) 表面均一。第二步可进行 Bowman/基质的准分子消融。如进行经上皮 PTK 手术(即准分子激光去除上皮细胞),需考虑阻滞剂的应用。在准分子治疗性角膜切削术中应用中等黏性溶液阻滞剂(例如 Vismed)可以增强表面消融的平滑效果,因为这些阻滞剂的消融率等同于角膜组织的消融率(图 13.1a,b)[2]。如果不运用阻滞剂可能会导致角膜不规则性无法消除、术后残余角膜地形不规则等情况。上皮重塑可弥补一定的表面不规则性(图 13.1c,d),但术后上皮重塑达不到术前的设计评估。

　　● 如果 PTK 术前存在不规则 Bowman 层或基质层,酒精去除上皮可能导致不均一的角膜表面(图 13.2)。由于角膜上皮细胞可以补偿角膜基质,即使术前表面角膜地形图规则,医师也应该意识到可能存在不规则的角膜基质。未来高清扫描 OCT 可能有助于区分不同解剖部位的不规则性,后面的 TBK 章节中将详述。医师必须根据全面彻底的临床分析(如询问外伤、陈旧性感染等)和详细的裂隙灯检查进行判断。如果你预计 Bowman 层是不规则的,可以进行经上皮 PTK 手术。而在行酒精去上皮后得到不能确定是否为光滑的角膜基质层,可考虑在准分子激光时应用阻滞剂。

　　如果患者角膜病变涉及瘢痕, 酒精去除上皮后行 PTK 可导致术后视力和视觉质量难以预测(图 13.3a~c)。在这些情况下,应进行经上皮 PTK(图 13.3d,e)。

避免 PTK 术后不可预测的屈光改变

　　即使上述提及的问题在 PTK 第一步时已全面考虑, 但 PTK 术后仍有屈光改变的风险。伤口愈合反应过程中的炎症反应可能影响角膜曲率/地形图,这是产生

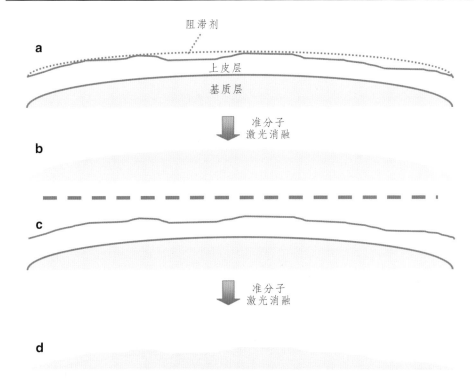

图 13.1　经上皮 PTK 加阻滞剂治疗不规则的角膜上皮(a,b),或(错误地)进行无阻滞剂的治疗(c,d)。

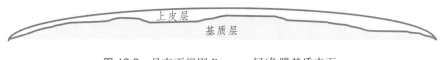

图 13.2　具有不规则 Bowman 层/角膜基质表面。

非球面最重要的(风险)因素。根据个人角膜表面情况和非球面(Q 值)调整设计手术可用于确保不影响屈光的准确切削。尽管现代 PTK 治疗包括非球面切削(基于波前优化)和基于患者 k 值的切削,人种/个体差异仍可能导致 PTK 术后屈光改变。虽然这种屈光改变很小,但仍然可以引起术后患者的不满意,尤其是在消融深度较高时[3]。根据激光能量的不同,屈光的变化也不同。逻辑上,高消融深度($>$80μm)、小光学区,比低消融($<$20μm)、大光学区,可能更明显导致屈光和光学改变。一方面,过于扁平的消融平面会导致周边消融增加和中心突出/变陡引起的近视移位。另一方面,角膜扁长的消融平面会加重中心消融导致 PTK 术后远视移位。屈光改变的程度与组织切削有关。以下情况会增加经上皮 PTK 术后不必要的

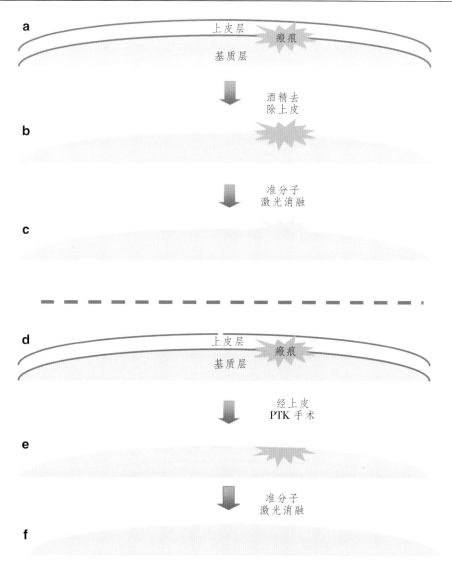

图 13.3 PTK 治疗累及上皮(增生的)角膜瘢痕,(a~c)错误示例:酒精辅助。(d~f)准分子激光去上皮方法。

屈光改变:上皮切削过于扁平狭长、同时存在残余上皮和已被切削的 Bowman 层(如中心 Bowman 层被切削而周边部仍存在残余上皮的扁长形态)。少数情况下,较深的切削会导致远视漂移[4,5]。有趣的是,当我们使用 Allegretto Wavelight 准分子激光系统(PTK 模块:光学区7.0mm,切削深度 15μm)对超过 100 例的患者再次PTK 治疗时, 术后近视偏移平均 0.5 屈光度 (D)[PTK 前平均球镜+0.29(±1.57)D;PTK 后平均球镜:−0.33 (±1.93)D;P=0.003]。在 Wavelight Allegretto "F−

CAT"软件中定义目标非球面参数"Q 值"为–0.25~–0.3,通过改变切削 Nomogram 常数来补偿这种改变。其他解决方法包括:6.5mm 光学直径去除–0.5D 的屈光度数,或选择大光学区以减少不可预测的角膜曲率改变。PTK 引起的屈光改变风险是 PTK 手术知情同意书中需要患者了解的重要部分。

疼痛管理与感染

详见第 11 章中的"术后早期并发症"一节。

在不同适应证中的 PTK 特点

复发性糜烂

PTK 在眼科的主要适应证之一是复发性角膜糜烂,包括既往角膜外伤导致的角膜上皮黏附功能障碍或者角膜上皮基底膜营养不良(EBMD;IC3Dclassification)[6]。典型的临床症状是异物感,尤其是在夜间和早晨因低氧和眼睛突然睁开导致角膜上皮稳定性破坏。这种角膜中心区域上皮缺损会导致视力下降。上皮重塑/过度增生和上皮层不稳定易导致另外的临床表现:屈光状态波动。如图 13.4 所示为 EBMD 角膜病变。

虽然 PTK 较简单,但在治疗复发性角膜糜烂患者时需要注意一些特殊情况:

手术方法:由于角膜上皮粗糙、不规则,准分子的切削应在对上皮进行机械去除后进行,不可进行经上皮 PTK 手术。复发性糜烂和潜在角膜营养不良导致不规则的角膜上皮厚度和附着不完全的上皮层,这可能导致上皮不完全消融和其下

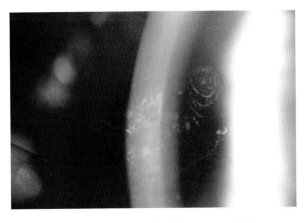

图 13.4 上皮–基底膜萎缩(EBMD)角膜。

Bowman 层的连续性不均匀的切削。在大多数情况下，上皮细胞不需要使用酒精帮助就可以使用海绵棒轻松去除。这更容易在术中明确复发性角膜糜烂的诊断。

单纯机械去除角膜上皮手术而不添加任何后续治疗的角膜糜烂复发率高达 50%，医师需考虑替代治疗策略[7]。有研究显示，采用机械法对 Bowman 层-基质层进行类似抛光打磨处理（钻石打磨刀或类似工具），可将复发率降低至 10% 以下[8,9]。

我们目前对复发性角膜糜烂的治疗流程如下：机械去除上皮（伴或不伴有 20% 酒精辅助），然后进行 15μm 光学区为 7.0mm 准分子切削完整去除 Bowman 层（Hamburger 模式）。此外，我们在 PTK 时不使用 MMC，使术后的炎症反应能增加术后上皮黏附[10]。治疗后放置角膜绷带镜 5d。酮咯酸滴眼液 5d（SA 手术当天每小时 1 次，术后 2~5d 每天 4 次），在去除角膜绷带镜前人工泪液每小时 1 次。之后人工泪液应该在每周至少 3~4 次/天，确保患者舒适和角膜表面稳定。我们的资料显示，这种具有"侵略性"PTK 术式导致的第一次治疗后的复发率只有 3.6%（55 例中 2 例复发，平均随访 23 个月）。复发发生在 PTK 后的前 4 个月内，对复发病例用同样的 PTK 术式再次治疗后均未复发[10]。

对复发性角膜糜烂患者伴有屈光不正时常常联合应用 PTK 和 PRK。Zaidman 等报道了 14 例近视/散光伴随复发性糜烂患者 19 眼进行 PTK/PRK 治疗[3]。手动操作去除角膜上皮，6.5mm 光区的 PTK 治疗，随后对屈光不正进行 PRK 矫正。屈光结果是基于睫状肌麻痹下的显然验光，但由于不规则散光导致很难获得准确的屈光度，因此只能采纳最近验光的镜片度数。术前屈光度平均为(−3.76±1.97)D，散光平均为(−3.76±1.97)D。术后 3 个月，平均屈光度为(−0.53±0.85)D，平均散光(+0.58±0.46)D；术后 6 个月，17 眼中 15 眼的屈光度在 ±1.0D 以内，12 眼的屈光度在 ±0.5D 内。17 眼中有 14 眼无最佳矫正视力改变，2 眼获得视力一行的提高，1 眼视力下降 1 行[3]。基于此研究认为，PTK/PRK 准分子激光联合手术可以有效消除角膜糜烂患者的疼痛、复视、重影等症状，结果具有可预测性、可重复和稳定性。

这一结论与我们 PTK/PRK 结合治疗的经验一致。PTK/PRK 联合手术需要解决的问题是术前角膜上皮的不规则性导致无法准确测量屈光度。因此，如果医师不仅想解决患者术后角膜上皮糜烂的相关症状，还想提高裸眼视力，则应该全面地向患者解释这种方法的可能性和局限性。PTK/PRK 联合手术不会出现术后伤口愈合延迟、高复发率等医学风险。因此，如果术前可以排除任何术后角膜扩张的疾病，患者和医师应创造机会应用联合手术方式。

角膜混浊

PTK 是几乎所有位于前基质层(<150μm)的角膜瘢痕的最佳治疗方式。以下强调 PTK 治疗角膜瘢痕时的 3 个注意事项:

- 切削深度:与屈光手术程序的建议一样,切削消融应限制在以下参数/限制范围内[11,12]。

　　– 总深度≤150μm。

　　– 剩余基质厚度(RSB)≥300μm。

　　– 总切削量应小于中央角膜厚度 CCT 的 30%。

PTK 的成功与否直接影响到术后视力。角膜表面不规则性会随切削深度的增加而增加,因此我们须避免过度切削。我们的经验认为,如果消融不超过 100μm (即 50μm 上皮,50μm 间质切削术),术后可得到良好的矫正视力。如有必要,当理论上 RSB 足够厚,且患者术后愿意佩戴硬性角膜接触镜(或巩膜镜),切削可以达到 200μm,这可以作为角膜移植术前的最后选择手段。此外,PTK 手术还存在术后角膜扩张导致生物力学不稳定,切削深度的增加导致 Haze 出现的风险加大。

为保证手术有效安全并且节约角膜组织,PTK 治疗角膜瘢痕须谨遵步骤一步步进行,且每步进行时须用裂隙灯观察确认。

术前检测可帮助医师估算裂隙灯下角膜瘢痕需要去除的总切削深度。

因为大部分的混浊累及角膜上皮,我们首先用准分子激光先去除 50μm 上皮(经上皮 PTK)。然后我们会切削预估混浊深度的 80% 的厚度,并进行第一次裂隙灯检查。如果只剩下少量不透明区域,我们通常以 10~15μm 的厚度进行切削直到清除瘢痕,或者直接达到切削预计深度(见上文)。由于角膜切削深度和角膜混浊的原发病病因,术中 0.02% 丝裂霉素 C(MMC)的棉片放置 15~60s,角膜营养不良、年轻患者和高消融深度的应用时间更长[10]。对于需要深度切削的角膜通常会残留少量不透明区域,避免过度消融。相比角膜基质变薄引起的像差,旁中心的残余混浊区仅对视力造成很小影响。

- 潜在疗效评估:在术前评估中,评估 PTK 潜在的疗效是至关重要的。瘢痕是否仅局限于前基质?是否最大量的准分子切削也无法达到消除影响视力的瘢痕区域?如上所述,过度切削导致了较差的光学矫正视觉质量及隐形眼镜的需求,甚至可能出现治疗后扩张的风险。如果瘢痕仅位于旁中心区,视力下降的主要原因可能是角膜表面不规则,而不是混浊本身。在不确定的情况下,应进行隐形眼镜试验,以区分这两种可能性。如果隐形眼镜能明显提高视力,我们应该选择 TBK 而不是 PTK 治疗。

　　●病理学检查：尽管准分子激光可以无差别消融所有（不透明）混浊，但不代表这些角膜混浊具有相同的病理学和预后。

外伤后角膜瘢痕

　　理论上，术前评估角膜瘢痕来源最好方法是通过直接的病史判断（例如，没有护目镜等保护措施时由于钻孔碎片造成的外伤），这样 PTK 术后就没有恶化或复发的风险。就像之前提到，术前评估对于 PTK 术后疗效至关重要。如果浓厚的角膜瘢痕突出上皮表面，应该加阻滞剂进行经上皮 PTK 手术（图 13.5）。

类风湿性角膜溃疡/瘢痕

　　PTK 手术是绝对禁忌证，可以导致疾病进展。

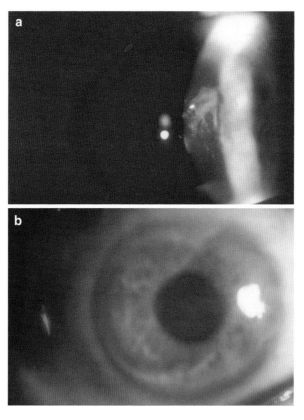

图 13.5　撕裂伤后角膜肥厚增生性瘢痕术前（a）及 PTK 术中加用 0.02%MMC 治疗（60s）3 个月后（b）。

Salzmann 结节变性

该回退可通过结合 PTK 和浅表机械抛光打磨方式(hockey 刀)达到很好的疗效。PTK 可实现术后角膜表面均匀、无变性。结合术中局部应用 MMC 60s,治疗具有较高的安全性和有效性(图 13.6)[10,13]。

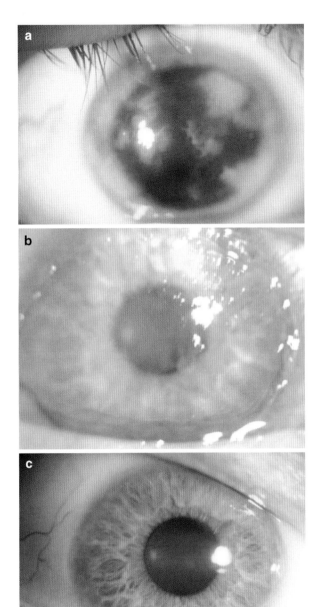

图 13.6 Salzmann 结节变性。(a)术前。(b)PTK 术中所示不规则角膜。(c)表层角膜 PTK 加术中0.02% MMC(60s)治疗 3 个月后。

角膜营养不良伴前基质混浊

在大多数角膜营养不良患者中,PTK 应优先于任何类型的角膜移植术,因其具有无须供体角膜、不会触及内皮细胞、微创、无缝合相关并发症及复发时再治疗等优点。如出现角膜营养不良复发,PTK 也可以在角膜移植片上进行。在治疗角膜营养不良时,复发率及其临床表现进展情况均应在预约手术时和计划切削深度之前加以考虑。例如,颗粒状营养不良的 PTK 治疗显示出良好的疗效和成功的复治方案,而斑点样和格子状角膜营养不良显示出很高的复发率和部分恶化迹象 (图 13.7)[4,14,15]。图 13.8 作为图 13.7 所示的反例,显示了进展性颗粒状营养不良患者的混浊已经扩展到角膜后基质而不能行 PTK 治疗。由于这类疾病的重要性和复杂性,建议医师在行该类 PTK 之前深入学习角膜营养不良的相关文献[4,16-18]。

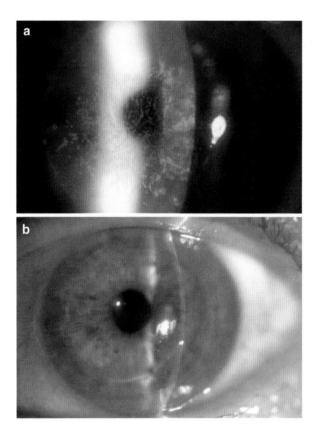

图 13.7 裂隙灯检显示角膜植片上复发性颗粒状营养不良。(a)术前。(b)PTK 加术中 0.02%MMC (60s)术后 3 个月。

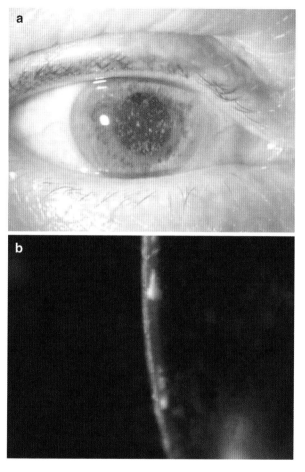

图 13.8　裂隙灯检测示进展性颗粒状角膜营养不良。(a)大体观。(b)裂隙法示意混浊区向后基质层延伸。

感染性角膜炎

棘阿米巴角膜炎

在准分子激光治疗中切削深度决定了手术成功与否。如果阿米巴囊肿在可接受的深度内(见上文),则 PTK 为极好的治疗选择。但由于在大多数情况下在这些病例中需深度切削,PTK 并非首选。在角膜安静和稳定状态下,最好的结果是成功的非侵入性的药物治疗,这可以减少角膜混浊区域的扩大。如对氯己定或聚六亚甲基双胍局部治疗存在抗药性, 则 PTK 是一种非常有效的治疗方法。其优点在于,准分子激光不仅可消融混浊的角膜组织,而且可以直接去除耐药的阿米巴囊肿,导致更好的视觉恢复[19,20]。

同样的原理也适用于细菌性和(或)真菌性角膜炎:PTK是一种有效的治疗方法,可以消除病变,加速再上皮化,恢复并保持有用的视觉功能[21]。

尽管文献显示术后良好的形态学效果,但由于角膜变薄、屈光改变、薄角膜导致进展性感染及延迟的伤口愈合,PTK并非治疗急性感染性角膜炎的一线治疗手段。通常首选进行保守治疗,然后才考虑进行PTK切削混浊角膜。笔者并无PTK治疗急性感染性角膜炎的相关经验,推荐对传统治疗耐药的角膜炎行角膜胶原交联治疗。

疱疹性角膜炎后角膜瘢痕

准分子激光治疗疱疹性角膜炎后,角膜瘢痕涉及伤口愈合延迟、复发甚至角膜炎加重等问题。另一方面,如果累及中央的角膜瘢痕影响视力,也可考虑选择PTK。尽管文献报道有所减少,但有些病例报道可证明PTK的益处[22,23]。尽管如此,外科医师(和患者)必须意识到PTK术后并发症的高风险,治疗只是一种避免侵入性角膜手术的选择:如角膜移植,它可能发生移植排斥反应,甚至需要二次或多次手术等灾难性后果。在疱疹性角膜炎患者行角膜手术后,都需给予全身性抗病毒药物如阿昔洛韦或伐昔洛韦,给药后应密切随访[24,25]。如果伤口愈合/上皮化延迟,应毫不拖延进行及时的治疗,如羊膜移植。

PTK治疗屈光准分子激光手术并发症

PTK是处理屈光手术并发症的重要方法:当发生偏心切削或与角膜瓣相关的不规则散光如纽扣瓣或条纹瓣,可以使用特殊的PTK治疗来改善角膜表面。PTK治疗成功后,如需要也可以进行PRK以改善残余屈光不正。PTK的另一个重要手术指征是激光术后出现的Haze(SA)。PTK可去除浅层的Haze,包括可能导致严重视力影响(3~4级)的Haze。避免治疗后病情恶化/复发,应在术中局部应用0.02%丝裂霉素C 45~60s。因可能引起角膜缘干细胞缺乏和上皮恢复延迟,术后不建议MMC长期点眼。

基于角膜地形图的角膜切削术(TBK)

本书讨论了激光辅助角膜屈光手术、治疗性角膜切削术及其可能的并发症。角膜激光屈光性手术如LASIK、PRK或SMILE屈光设计取决于屈光参数:球镜、柱镜、轴位,有时候会加入一些其他参数(波前优化)或测量高阶像差(波前像差引导），进行非球面的切削来减少角膜高阶像差。由于这类设计方式的并发症都可导致前部角膜形态异常或透明性改变。

角膜前表面形态异常特指不规则散光、且无法被球柱镜等矫正，因而导致最佳矫正视力及视觉质量的降低。不规则散光的原因很多，如角膜屈光手术的并发症（包括不规则角膜瓣、角膜瓣皱褶、DLK、上皮内生、严重干眼症、Haze、不规则/偏心切削、LASIK 术后扩张、角膜瘢痕等），及其他病理状态（圆锥角膜、角膜瘢痕、角膜营养不良、角膜移植术后、放射状角膜切开术后、角膜炎等）。即使正确预防并发症、管理和治疗角膜疾病，仍可能导致最终形成稳定不规则球柱平面；虽然角膜透明，角膜上皮达到最大限度的平滑，仍具有不规则的表面形态。基于地形图的角膜切削术（TBK）使得医师可使用角膜地形图测量实际不规则散光和理想的光学拟合球柱平面差异，用准分子激光切削和降低角膜基质的不规则性。最新的建议初次准分子激光角膜屈光手术就采取 TBK 方式。FDA 最近的一项研究[26]包括 212 例患者的 249 只近视眼，报告在 TBK-LASIK 术后 1 年时获得良好的视觉质量和稳定的视力。

治疗性 TBK 适应证

TBK 治疗的适应证为能导致视力和视觉质量下降的角膜表面不规则患者。下列疾病适合选择 TBK 技术：

- 已愈合的不规则的 LASIK 角膜瓣。
- 不规则的准分子激光消融术后如消融光学区过小（图 13.9）。
- 稳定的圆锥角膜。
- 角膜移植术后。
- 角膜瘢痕。

并非每个不规则角膜都适合进行 TBK，有些角膜病例可能伴随着其他眼部病变所致的视力下降。因此，即使对角膜地形图进行细致分析也不能预测 TBK 的预后。最佳的预测工具是改善不规则角膜后视力和视觉质量的测量。这可以通过在验光室进行硬性隐形眼镜试戴和过矫以获得最佳矫正视力，并减少眩光、光晕、重影和其他光学现象（CLT 试验阳性）。如测试结果为阳性，临床医师则可考虑进行 TBK 手术，并鼓励患者接受治疗。如果患者能耐受长时间佩戴硬性角膜接触镜，那也可以替代 TBK 的治疗。针孔试验是对 TBK 预后结果相对粗略的试验。

进行 TBK 治疗的理想患者需满足如下条件：

- 低 DCVA 和（或）低视觉质量。

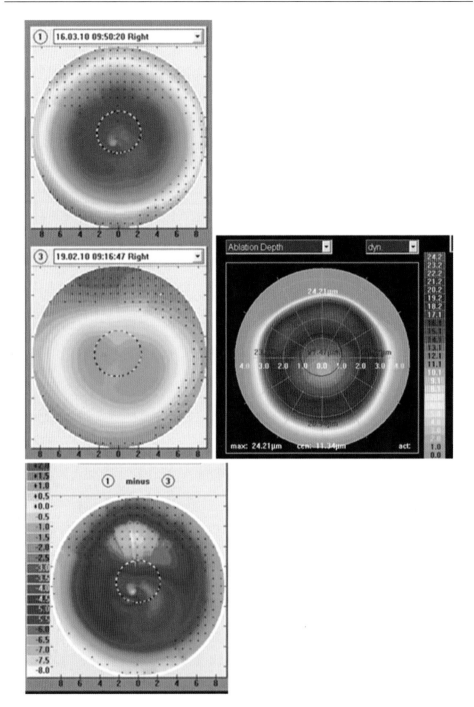

图 13.9　角膜地形图示 TBK 扩大原过小的光学切削区。术前小光学区③,TBK 术后扩大的光学区①,差异图(3 减 1)示地形图上的差异。角膜地形图计划切削深度可能导致不必要的新屈光度数,应进行补偿性屈光切削术。(Courtesy of Dr. A.Cummings)

- 稳定的圆锥角膜,进展性角膜扩张疾病不是合适的疾病。
- 视轴上屈光介质透明。
- CLT 结果阳性。
- 角膜厚度足够进行切削,通常大于 400μm。
- 角膜地形图测量质量可靠且可重复。

TBK 激光切削设计

市场上存在各种不同的可进行 TBK 的角膜地形图仪器、切削软件以及飞点准分子激光仪器。其中包括 Orbscan 视频引导的 TOSCA 软件和 MEL 70 准分子仪联机、Wavelight 的 T-CAT 切削模式等。我们的经验是使用 placido 盘和基于 Oculyzer 的 Scheimpflug 成像相结合的 Topolyser 角膜地形图(图 13.10)、T-CAT/Contura 视觉软件和 Alcon 公司的 Wavelight 400/EX500 准分子激光机。适合行治疗性 TBK 的角膜常表现为不规则散光带来的典型慧差、球差和三叶草等高阶像差的异常。这些角膜通常有不均匀泪膜或瘢痕,视力低下者可能无法聚焦目标图像完成角膜地形图的检查。为此需要进行多次扫描(图 13.11)才能获取不规则表

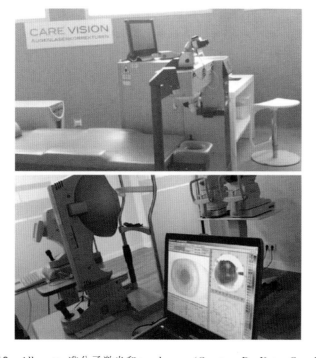

图 13.10　Allegretto 准分子激光和 topolyzer。(Courtesy Dr. Katz, Care Vision)

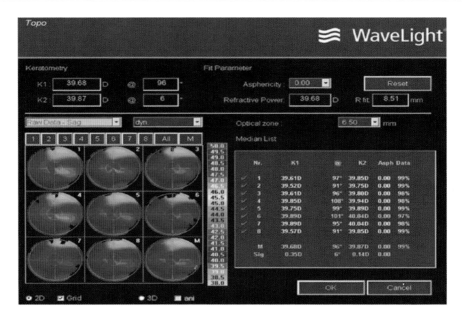

图 13.11 多个地形图扫描应平均成为 1 张可重复的完整角膜图。(Courtesy of Dr. A.Cummings)

面的可靠结果,并利用适当软件分析出角膜曲率图、高度图、Zernike 多项式、差异比较等数据。

理论上 TBK 消除了理想球面和实际球面的差异,消除球差(Zernike 多项式中的 C12)和慧差(C7,C8)而不改变球镜和柱镜(C4);但实际上去除角膜的高阶像差是可以引起球镜和柱镜的度数改变。因此,医师需要设计额外的球镜和柱镜度数来补偿高阶像差的校正或角膜本来要去除的屈光度数。由于目前没有 TBK 的 nomogram 常数建议,所以切削方案仍属医师试验摸索阶段。

任意一种常规穿透性角膜移植术的缝合方式都可能出现术后不规则散光,一项研究[27]对 16 只角膜移植术后眼进行 PTK-TBK 治疗,术后 12 个月 DCVA 由 0.23 提高到 0.45,散光减轻,但高阶像差仍持续存在。

LASIK 对 SA-TBK

TBK 技术可用于角膜表面切削、制瓣的板层切削或掀开原有角膜瓣后手术。SA-TBK 与 MMC 结合使用最为广泛,其优点是:节省角膜组织,可以治疗复杂的角膜瓣,避免上皮内生和清除浅表瘢痕。TBK-LASIK 具有 LASIK 已知的优点,在保持角膜上皮形态下对角膜基质层进行切削,适合处理有角膜瓣的再次手术和穿透性角膜移植术后患者以及愿意接受该手术的患者。Reinstein 发现圆锥角膜和不规则散光的角膜上皮厚度与正常比较差异超过 30μm，近视或远视 LASIK 术后的变化更明显(图 13.12)[28]。角膜上皮能使角膜基质显得更平滑，厚的上皮组织可填充孔洞和凹痕，而在角膜基质顶部和圆锥锥顶相对变薄。这种平滑效果在 TBK 中具有双重特性。一方面做 TBK 治疗时需要的角膜地形图是在这种上皮修饰下获得的，这可能会掩饰角膜基质的不规则。LASIK-TBK 术后保留了上皮的轮廓，故 LASIK-TBK 比 PRK-TBK 更准确。另一方面，基于上皮地形图的 TBK 治疗仅能部分矫正我们希望解决的圆锥角膜锥顶或者偏心切削。因此 TBK 术后新形成基质表面会带来不可预测的角膜地形图的变化。

上皮细胞的掩饰效应可由仪器成像处理后显示"真实"的基质不规则。Reinstein 等[29]用高频超声(Artemis)测量角膜上皮厚度，并从角膜前高度图中减去基质高度图数据，以纠正不完全角膜瓣后的不规则散光，并利用角膜基质地形图进行了 1 例 TBK-PTK 手术。术后 1 月角膜不对称性降低，角膜曲率降低了 4D，上皮厚度更加规则并表现为夜间视力的改善。

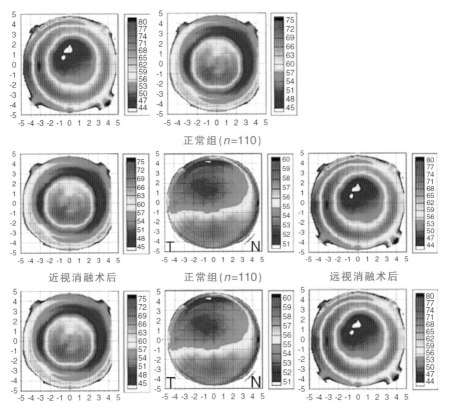

图 13.12　远视和近视角膜基质切削术后上皮厚度降低了切削效应。

TBK 联合交联治疗圆锥角膜

TBK 用于圆锥角膜的治疗,常为两步结合或与交联同时进行。其治疗目标是改变不规则的角膜形态、提高 DCVA、改善隐形眼镜耐受性,同时尽可能少消耗组织、避免圆锥角膜进展。由于手术可变因素太多,没有固定 Nomogram 常数推荐。在根据雅典协议[30]进行的治疗中,Kanellopoulus 比较了 TBK 联合交联术治疗圆锥角膜 325 眼的有效性和安全性,观察时间以 6 个月为 1 个疗程。TBK-PRK 治疗使用了 Topolyser 地形图和 Wavelight Allegretto 激光切削模式, 手术目的是消除角膜不规则性和矫正 70% 的屈光度。它采用了 5.5mm 光学区,去除了近 50μm 的角膜基质层。而另外一组是酒精去除上皮细胞,联合 MMC 减少 Haze 产生。术中均采用经典方案 0.1% 核黄素点药 30min,3mw/cm² 紫外线照射 30min。随访 24~68 个月,两组 UCVA、DCVA、SE 和平均角膜曲率均有改善,这一研究为联合手术治疗圆锥角膜提供了有利证据。

TBK 示例(图 13.13)

下列 4 个出自我们团队病例展示了 TBK 治疗的经典适应证及视力提高疗效。一般来说角膜不对称指数和视觉问题都来源于高阶像差,屈光度和 UDVA 难以进行较好的预测。我们通常可以看到散光的减少是因为平的角膜变陡(远视)或陡的角膜的变平了(近视)。如角膜透明度和厚度允许,可进行进一步常规的准分子激光切削。

总结

TBK 是矫正激光屈光手术并发症引起的不规则散光的首选方案。这是唯一能消除不规则散光获得光滑界面又最能节省角膜组织的方法。随着上皮细胞厚度地形图和 Nomograms 常数的修订,TBK 将获得更广泛和精准的运用。

| | 案例 1 | | | 案例 2 | | | 案例 3 | | | 案例 4 | |
	术前	术后		术前	术后		术前	术后		术前	术后
UCVA	0.02	0.01	UCVA	0.4	0.02	UCVA	0.7	1	UCVA	0.1	0.06
DCVA	0.02	0.01	DCVA	0.7	0.9	DCVA	0.8	1.25	DCVA	0.2	0.4
Sphere	0.2	0.5	Sphere	-1.5	-5.5	Sphere	1.25	2	Sphere	-0.5	-3.75
Cylinder	-8	-15	Cylinder	-3.75	-3.5	Cylinder	-0.75	-1.25	Cylinder	-2	-1
ISV	-2	-1.75	ISV	111	70	ISV	23	15	ISV	119	15
IHA	104	43	IHA	19.5	0.1	IHA	13.7	4.2	IHA	65.4	4.2
Visual quality	-	+	Visual quality	-	+	Visual quality	--	++	Visual quality	-	+

UCVA：裸眼视力
DCVA：矫正远视力
Sphere：球镜
Cylinder：柱镜
ISV：表面变异指数
IHA：高度非对称性指数
Visual quality：视觉质量

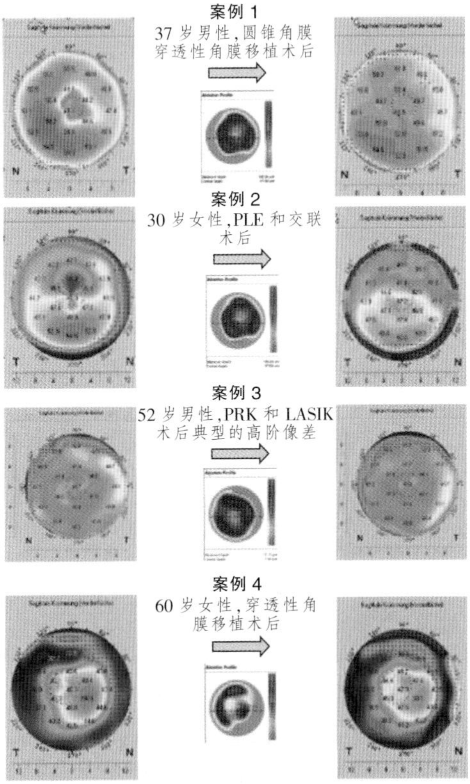

案例 1
37 岁男性，圆锥角膜
穿透性角膜移植术后

案例 2
30 岁女性，PLE 和交联
术后

案例 3
52 岁男性，PRK 和 LASIK
术后典型的高阶像差

案例 4
60 岁女性，穿透性角
膜移植术后

图 13.13　四例角膜屈光、视力和不规则对称指数（上表）和 TBK 术前地形图（左）、TBK 切削地形图（中）和 TBK 术后地形图（右）。

（李元君　文丹　译）

参考文献

准分子激光治疗性角膜切削术(PTK)

1. Rapuano CJ. Phot: Phototherapeutic keratectomy: who are the best candidates and how do you treat them? Curr Opin Ophthalmol. 2010;21(4):280–2.
2. Kornmehl EW, Steinert RF, Puliafito CA. A comparative study of masking fluids for excimer laser phototherapeutic keratectomy. Arch Ophthalmol. 1991;109(6):860–3.

3. Zaidman GW, Hong A. Visual and refractive results of combined PTK/PRK in patients with corneal surface disease and refractive errors. J Cataract Refract Surg. 2006;32(6):958–61.
4. Orndahl MJ, Fagerholm PP. Treatment of corneal dystrophies with phototherapeutic keratectomy. J Refract Surg. 1998;14(2):129–35.
5. Orndahl MJ, Fagerholm PP. Phototherapeutic keratectomy for map-dot-fingerprint corneal dystrophy. Cornea. 1998;17(6):595–9.
6. Weiss JS, Moller HU, Aldave AJ, et al. IC3D classification of corneal dystrophies–edition 2. Cornea. 2015;34(2):117–59.
7. Reidy JJ, Paulus MP, Gona S. Recurrent erosions of the cornea: epidemiology and treatment. Cornea. 2000;19(6):767–71.
8. Vo RC, Chen JL, Sanchez PJ, et al. Long-term outcomes of epithelial debridement and diamond burr polishing for corneal epithelial irregularity and recurrent corneal erosion. Cornea. 2015;34(10):1259–65.
9. Wong VW, Chi SC, Lam DS. Diamond burr polishing for recurrent corneal erosions: results from a prospective randomized controlled trial. Cornea. 2009;28(2):152–6.
10. Linke SJ, Steinberg J, Katz T. Therapeutic excimer laser treatment of the cornea. Klin Monbl Augenheilkd. 2013;230(6):595–603.
11. Kohlhaas M. Iatrogenic keratectasia: a review. Klin Monbl Augenheilkd. 2015;232(6):765–72.
12. Randleman JB, Woodward M, Lynn MJ, Stulting RD. Risk assessment for ectasia after corneal refractive surgery. Ophthalmology. 2008;115(1):37–50.
13. Khaireddin R, Katz T, Baile RB, et al. Superficial keratectomy, PTK, and mitomycin C as a combined treatment option for Salzmann's nodular degeneration: a follow-up of eight eyes. Graefes Arch Clin Exp Ophthalmol. 2011;249(8):1211–5.
14. Das S, Langenbucher A, Seitz B. Excimer laser phototherapeutic keratectomy for granular and lattice corneal dystrophy: a comparative study. J Refract Surg. 2005;21(6):727–31.
15. Hafner A, Langenbucher A, Seitz B. Long-term results of phototherapeutic keratectomy with 193-nm excimer laser for macular corneal dystrophy. Am J Ophthalmol. 2005;140(3):392–6.
16. Dinh R, Rapuano CJ, Cohen EJ, Laibson PR. Recurrence of corneal dystrophy after excimer laser phototherapeutic keratectomy. Ophthalmology. 1999;106(8):1490–7.
17. Lisch W, Seitz B. New international classification of corneal dystrophies (CD). Ophthalmologe. 2011;108(9):883–96. quiz 97.
18. Seitz B, Lisch W. Stage-related therapy of corneal dystrophies. Dev Ophthalmol. 2011;48:116–53.
19. Kandori M, Inoue T, Shimabukuro M, et al. Four cases of Acanthamoeba keratitis treated with phototherapeutic keratectomy. Cornea. 2010;29(10):1199–202.
20. Taenaka N, Fukuda M, Hibino T, et al. Surgical therapies for Acanthamoeba keratitis by phototherapeutic keratectomy and deep lamellar keratoplasty. Cornea. 2007;26(7):876–9.
21. Li LM, Zhao LQ, Qu LH, Li P. Excimer laser phototherapeutic keratectomy for the „ treatment of clinically presumed fungal keratitis. J Ophthalmol. 2014;2014:963287.
22. Fagerholm P, Ohman L, Orndahl M. Phototherapeutic keratectomy in herpes simplex keratitis. Clinical results in 20 patients. Acta Ophthalmol (Copenh). 1994;72(4):457–60.
23. Kaufman SC. Use of photorefractive keratectomy in a patient with a corneal scar secondary to herpes zoster ophthalmicus. Ophthalmology. 2008;115(2 Suppl):S33–4.
24. Asbell PA. Valacyclovir for the prevention of recurrent herpes simplex virus eye disease after excimer laser photokeratectomy. Trans Am Ophthalmol Soc. 2000;98:285–303.
25. Dhaliwal DK, Romanowski EG, Yates KA, et al. Valacyclovir inhibition of recovery of ocular herpes simplex virus type 1 after experimental reactivation by laser in situ keratomileusis. J Cataract Refract Surg. 2001;27(8):1288–93.

基于角膜地形图的角膜切削术(TBK)

26. Stulting RD, et al. Results of topography-guided laser in situ keratomileusis custom ablation treatment with a refractive excimer laser. J Cataract Refract Surg. 2016;42:11–8.

27. Hjortdal J, Ehlers N. Treatment of post-keratoplasty astigmatism by topography supported customized laser ablation. Acta Ophthalmol Scand. 2001;79:376–80.
28. Reinstein D, Yap TE, Archer TJ, Gobbe M, Ronald H, Silverman RH. Comparison of corneal epithelial thickness measurement between fourier-domain OCT and very high-frequency digital ultrasound. J Refract Surg. 2015;31(7):438–45.
29. Reinstein D, Gobbe M, Archer TJ, Youssefi G, Sutton H. Stromal surface topography guided custom ablation as a repair tool for corneal irregular astigmatism. J Refract Surg. 2015;31(1):54–9.
30. Kanellopoulos A. Comparison of sequential vs same-day simultaneous collagen cross-linking and topography-guided PRK for treatment of keratoconus. J Refract Surg. 2009;25:S812–8.

第 **14** 章
激光移植手术并发症及处理

Berthold Seitz, Moatasem El-Husseiny, Achim Langenbucher

飞秒激光辅助角膜移植术的特殊并发症

目前,人们对穿透性角膜移植术(PKP)术后疗效的期望不再仅限于手术成功移植了一个透明植片。对患者而言,唯一重要的标准是术后视力良好;若术后需佩戴眼镜,最好是能耐受的框架眼镜而不是隐形眼镜。供体和受体的角膜钻切术应该从上皮侧由同一系统完成。植片边缘需保持水平位置。供体移植片的大小应与受体角膜的大小相适应"尽可能大,但不超过必要的大小"。在不能准确确定光学中心时,以角膜缘中心定位的优于以瞳孔中心定位(尤其是圆锥角膜)。此外,应避免移植物尺寸过大或过小。手术结束时,应用 Placido 盘调整连续缝合缝线。非机械准分子激光移植可降低术后散光,获得高规则度的术后角膜和较好视力(尤其在年轻圆锥角膜患者)。在角膜不稳定的情况下(如 RK 术后、LASIK 术后医源性角膜扩张、透明边缘变性、后弹力层膨出、溃疡穿孔),也可应用准分子激光角膜移植术。

概述:角膜移植术后并发症的预防

PKP 并发症的预防除了常规的术后随访以外,还包括特殊的术前和术中处理。

术前预防:包括对全身性疾病和眼睑疾患的治疗,个性化确定最佳移植物大小,避免在眼内压无法控制的情况下进行 PKP,避免在急性角膜水肿时进行 PKP,预处理角膜血管化,在有溃疡性角膜炎的情况下先做羊膜移植覆盖再行 PKP,对移植物的质量进行把控,以及术前医师随访和对患者的安抚解释等。

术中预防:包括在全身麻醉期间控制性降低动脉血压以达到完全放松。术中预防散光的 16 项预防措施包括：

● 应尽量收集关于供体角膜既往所接受的屈光手术史或圆锥角膜/高度散光情况等信息。理想情况下,供体角膜地形图/角膜断层扫描在术前应确认达到供体受体的相匹配[1]。

● 全麻比局麻更安全,尤其对于年轻圆锥角膜患者。在睁眼的情况下,应该保持尽可能低的动脉血压("控制性动脉低血压"——"尽可能低,但维持足够高的血压"),应避免使用米库氯铵非去极化肌松剂,减少"暴发性脉络膜上腔出血"。

● 供体和受体角膜需使用同种设备进行上皮侧的取材,以保证供体和受体的切面和角度一致。因此,供体需制造人工前房以获得供体角膜。

● 一般来说,使用毛果云香碱收缩瞳孔,以保护有晶体眼的晶状体。

● 建议在行角膜钻切术前先进行角膜缘穿刺。

● 头部和角膜缘部水平定位对于 PKP 手术极为重要,主要用于防止偏心、垂直倾斜、水平扭转等。

● 无晶体眼及曾行玻璃体切割术后眼, 经结膜缝线 (8-0 Vicryl 缝线) 固定 Fligeringa 环来稳定术中暴露的眼部结构[2]。

● 最初 4 根或 8 根主要缝线正确放置有助于供体和受体的定位,以避免术后水平扭转[3]。正确放置第二批主要缝线对移植物对齐十分重要。

● 自 1989 年以来,医师已借助 ZeissMELTEC MEL70®、Schwind Amaris®准分子激光器(Erlangen 和 Homburg/Saar)完成 4000 多例非机械性 PKP 手术。

● 移植物尺寸应进行个性化定制("尽可能大,需要时可小")。

● 角膜缘中心定位应优先于瞳孔中心定位(特别是在圆锥角膜的患者中)。

● 应避免移植物尺寸过大或过小,以防止外周供体组织受到牵拉或压迫。

● 12 点方向周边虹膜切除术可防止瞳孔阻滞,从而防止青光眼的急性发作。对圆锥角膜患者使用阿托品可能出现 Urrets-zavalia 综合征, 即由于虹膜括约肌坏死所致持续性瞳孔扩大[4]。

● 只要 Bowman 层完整,建议使用双重交叉缝线(Hoffmann 推荐),因其具有术后地形规则、较早的视力恢复、较少的缝线松弛且极少需要置换缝线等优势。

● 所有线结需埋在基质中,以避免机械刺激和新生血管。通常在缝合时后弹力膜位于针尖前三角形顶点上("后弹力层波"),产生深板层"后弹力层前"缝线。

● 术中角膜镜检查应在取下开睑器、拆除固定缝线后进行[5-7]。

引言

角膜移植术是人类历史上最古老、最常见也是最成功的移植手术。美国每年大约进行 45 000 例角膜移植,在德国则每年进行超过 6000 例。在 Homburg/Saar,我们于 2015 年进行了 363 例角膜移植手术。2014 年,50.7% 的角膜移植术为深板层角膜移植术,前板层移植(DALK)仅占 3.9%,仍有 45.4% 为穿透性角膜移植术(PKP)。该项调查数据来自 2002 年起 DOG-Sektion Kornea 进行的德国角膜移植注册项目。

随着对移植免疫反应和 PKP 术后"继发性青光眼"的深入了解,对于精细显微的角膜移植手术的需求越来越多。现在 PKP 术后角膜透明但合并高散光和(或)不规则散光,以及高度屈光参差不再认为是成功的常规角膜移植术。

随着显微手术经验的积累,角膜移植术不再仅是两个角膜片之间的置换,而是术后视功能恢复的关键。全麻手术比局麻手术安全,尤其对于年轻圆锥角膜患者来说。动脉压应该尽可能低(最放松时的"控制性动脉低血压"),上半身应处于 30°角并保持睁眼。对于儿童,应考虑术前静脉注射给予乙酰唑胺和甘露醇。任何情况下麻醉师都应特别注意保证在穿透性角膜移植术眼球做大切口之前的麻醉状态,尤其对于儿童[8]。

不幸的是,传统的机械钻切总在与一定程度上与角膜组织的变形有关,包括切割边缘的变形和不规则的切口表面,它们是由术中使用钻切引起的轴向力和径向力所导致的[6,7]。切口角度偏离垂直方向,且供体和受体的切口角度经常不同。尤其是当供体角膜从内皮侧获取时[9-11],供体组织很难被完美对称地放置在不稳定的受体角膜移植床上。一旦切口缝合不一致,将会导致垂直方向的倾斜[12],进而在伤口愈合过程中导致角膜植片出现地形图上明显的扭曲,这种扭曲在拆除缝线后尤为明显[13-16]。除此之外,主缝线不对称的缝合方式也会导致植片在植床上不对称分布,特别是在第二主缝线没有放置在第一主缝线 180°对侧方位时("水平扭转")[6]。

角膜移植术并发症的预防原则上可分为免疫学和光学两个方面[17]:

- 并发症的术前预防 (包括详细的患者咨询和充分的术前准备/供体组织的选择)。

- 并发症的术中预防。

- 角膜移植术后早期并发症的预防。

- 角膜移植术后晚期并发症的预防。

并发症的预防包括手术前由显微外科医师进行的病例汇报。"治疗患者后对患者放任不顾"绝不是治疗之道[17]！病例汇报内容包括：

- 手术风险，包括因暴发性脉络膜上腔出血的眼球丧失。
- 视觉功能在数周和数月内缓慢恢复。
- 免疫移植排斥反应的可能性(时间甚至可以出现在几年后)。
- 缝线松动的风险和症状。
- 上皮缺损的风险和感染的风险。
- 术后数年内移植角膜的感觉减退。

此外，患者需被告知，如果她/他出现"红眼"、流泪、疼痛或视力模糊的症状，应立即就医。术前进行的病例汇报及讨论结果应及时向患者告知、解释，这对缓解患者的紧张感、保证手术长期疗效具有重要作用。以下原则同样重要："如果你心存疑虑，绝对不要坐等 3d 期待事情会自行改善！"

本章将重点强调准分子激光角膜移植术的潜在术中并发症。激光角膜移植术对散光的减少和视觉质量改善具有重要作用。

角膜移植术后散光的病因

从供体的选择、术中操作、缝合技术到术后随访治疗的每一个步骤都对角膜透明性及最终屈光效果具有决定性意义[18-20]。

除了供体和受体的组织固有因素外，早期散光密切依赖于缝线位置、缝线放置技术和术中、术后缝线调整的方法("显微外科医师的签名")[6]。尽管"净散光"会显著增加[11,14-16]，但缝线取出后角膜曲率通常会变得更加规则[22]。

我们必须区分缝线在位时的术后早期散光和拆除缝线以后的晚期持续性散光。根据术后缝线拆除后散光增加的病理机制提出以下建议：低质量的角膜环行切口和角膜几何形态不对称性(水平方向和垂直方向)等，都需要更强的缝线张力，以保证术后早期切口的水密闭合和形成最优的假性光学面。供体和受体之间不均匀的局部力量可导致伤口愈合过程的不均匀。拆除缝线会释放这些因地形图不连贯和伤口愈合不均匀而积累的力。因此，供体和受体角膜之间的水平、垂直和形态差异可能是拆线后散光增加的原因。因此可以认为，除了角膜伤口愈合外，直接或间接与伤口形态相关的因素[切口质量、伤口形态(水平/垂直)、移植物匹配的对称性]对拆线后的长期散光具有重要影响[13,21]。

原则上,"完美钻切角膜取材"需要[22,23]:

- 全程视力掌控。
- 非接触式。
- 最佳的供体和受体植片居中。
- 捐赠者和接受者形状相同(通常为圆形)。
- 切口角度一致。
- 供体和受体 360°植片对齐。
- 全深度钻取(无需剪刀)。
- 对眼内结构(虹膜、晶状体)无损伤。
- 未来趋势:供受体植片原位愈合("钥匙锁原理")。

拆线后高散光和(或)拆线后不规则散光的主要决定因素(表 14.1,图 14.1)为[6,7,22]:

- 偏心[供体和(或)受体钻切]。
- "垂直倾斜"(捐赠者和受赠者之间不一致的切割角度)。
- "水平扭转"[供体和受体形态之间的水平差异和(或)植片没有对称匹配,"第二根主要缝线至关重要!"]。

个性化优化植片尺寸和尺寸过大

原则上每一次角膜移植术都应单独选择植片大小。植片的大小是术前为每个个体确定的,如使用带测量装置的裂隙灯等。在定量研究中,我们的数据显示圆锥角膜患者角膜直径显著大于 Fuchs 患者的角膜直径(圆锥角膜均值为 11.8mm,Fuchs 综合征均值为 11.3mm)[24]。一般而言,角膜植片尺寸越大,光学质量效果越好;尺寸越小,对免疫排除、术后高眼压的控制越有利。角膜植片尺寸需根据个人情况制订:"尽可能大, 但根据需求的小"。圆锥角膜患者 8.0~8.5mm 植片尺寸较好,Fuchs 综合征患者可选择更小尺寸, 当不适合 DMEK 或 DSAEK 时可选择 7.5mm 移植物[7,21,24]。

再次行 PKP 的病例,如果角膜足够大,且角膜边缘剩余约 1.5mm,则可尝试去除原有植片、重新定中心植入新植片[26,35]。这一点对因为高度或不规则散光而行二次移植的患者尤为重要。

以瞳孔还是角膜缘定中心?

中心定位对免疫移植反应和角膜移植术后散光均十分重要[19,27,28]。对于非外

表 14.1　穿透角膜移植术后高度和(或)不规则散光的术中决定因素

供体和(或)受体钻切偏中心
因切口形态不一致引起的"垂直倾斜"
　在供体和受体应用不同钻切
　钻切倾斜(即与光轴不平行)
　边缘非水平状态
　钻除过程中钻切在基质上滑动
　眼内压过高/过低
　"水平扭转"
　第二主缝线非对称放置(角度不等于 180°)
　不合适的供体导致和受体不匹配
受体移植床上供体植片重叠或裂开
过大过小的供体植片
角膜植片扭曲或受压
器械导致的角膜外伤
缝线性质
　缝线材质
　缝合技术(间断缝合、连续缝合、双连续缝合、联合缝合)
　进针长度
　进针深度
供体–受体缝线角度
　"进针深度差异"
　缝线张力
同期其他眼内手术或操作(如,人工晶体植入术等)
开睑器,Flieringa 环
医师个人显微技术

伤性瞳孔,通常希望角膜缘和瞳孔中心能够一致,但在圆锥角膜、外伤后瘢痕或因其他原因导致的不规则散光等情况下,更首选以角膜缘来定中心的方式。在这样的眼睛中,由于病变角膜的不对称屈光特性,进入瞳孔的光线在光学上偏离实际解剖位置[29]。例如在典型的圆锥角膜中,由于锥顶位于颞下,双眼瞳孔在光学下显示鼻上方偏位。

我们使用 8 根缝线进行放射状角膜切开标记,以确定角膜缘定中心(图 14.2)。而额外的中心点状标记可以帮助钻切系统完成手术(例如,Hessburg Barron 钻切,Krumeich 后 GTS)。

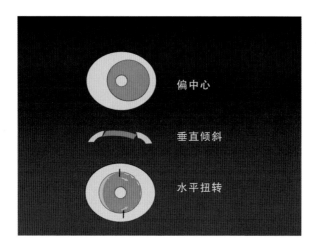

图 14.1 角膜移植术后高度散光的主要原因。(a)供体和受体角膜偏中心。(b)因切口角度不均匀导致"垂直倾斜"。(c)因不对称角膜缝合导致"水平扭转"。

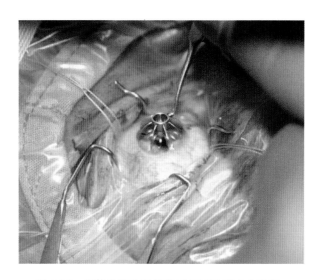

图 14.2 受体角膜边缘放射状标记确定中心对齐。

缝合技术

角膜钻切的形态对正确放置前 4 或前 8 根主缝线具有重要影响[7]。主缝线的目的主要包括：

- 受体移植床上供体植片的对称水平分布。
- 供体与受体切口边缘 Bowman 层的良好适配。

●稳定前房,确保进一步的缝合保持均匀一致。

关于供体-受体的对齐,必须避免外层操作步骤,而在受体角膜较薄的情况下如角膜透明边缘变性或疱疹性瘢痕,有时不得不接受内层操作步骤(图 14.3)。

就正确放置第二根主缝合线而言,即使对于经验丰富的角膜移植手术医师来说,无意中偏离圆形受体切口也是一个手术难题。主缝线拆除后,钻切质量和移植物正确定位是决定切口能否水密闭合的重要决定因素。钻切情况较好时,需以较小的缝合张力来避免拆除主缝线后的渗漏。最终缝线张力越小,局部机械扭曲越少,视力术后改善越迅速。对于 Bowman 层完整的情况,德国通常选择霍夫曼的 16 针双行连续缝合(10-0 尼龙)[30](图 14.4)。由于角膜形态更规则和避免了相对的两个角膜平面的出现,连续缝合相比于多根间断缝合和联合缝合技术,术后视力改善更快。此外,双行连续缝合减少了缝线松弛的风险[31]。

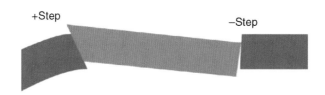

图 14.3　手术中应避免前部缝线放置时角膜位置前后移动(+step:供体过高;-step:供体过低)。但对于潜在疾病导致的外周基质过薄,后方突起在圆锥角膜患者和透明角膜边缘变性的常难以避免(即供体角膜突入受体角膜进入前房)。

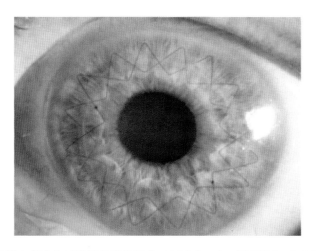

图 14.4　圆锥角膜上的准分子激光角膜移植术 (8.0/8.1mm),使用经典 10-0 双连续缝合尼龙线,每列 8 针。

准分子激光辅助角膜移植术

切口形态对拆线后持续散光和植片的光学质量的影响比缝线技术和后续的缝线调整更重要。1986 年以来,Erangen 开发和优化了非机械性角膜钻切技术[32]。从光学和免疫学角度看,椭圆移植物被认为最适合于人类角膜的自然椭圆形态,椭圆形状植片的提出最初便是基于这样的想法[33,34]。1989—1991 年,人们做了 42 例人椭圆角膜移植术[35],随后,该方法由于光学原因被摒弃。因为需要间断缝合以防止移植体在受者移植床上旋转,以及在这些间断缝合中由缝线或非缝线产生不对称缝合张力来改变角膜曲率,但这个目标并没有达到[36]。今天,我们仍然用椭圆形准分子激光角膜移植术治疗有后弹力层膨出或穿透性椭圆形溃疡(椭圆形溃疡的典型例子是棘阿米巴角膜炎)[37]。

自 1989 年 7 月 1 日以来,在 Erlangen 和 Homburg/Saar 使用 Zeiss 公司制造的 MEL60/70 准分子激光器已成功进行了 4000 多例移植手术(图 14.5),最近则开始使用 Schwind 制造的 AMARIS 准分子激光器(图 14.6)。

技术:进行钻切前,角膜边缘通过垂直指向光束在供体和受体之间的定位,在保证一致性和可重复性后,进行完整环形的对称性切口制作。从上皮侧的供体角膜钻切时,显微镜下将圆形开放金属角膜模具 (直径为 5.6~8.6mm,中心开口 3.0mm,用于中心定位和视觉控制,厚度为 0.5mm,重量 0.2g,8"定位齿")放在已安

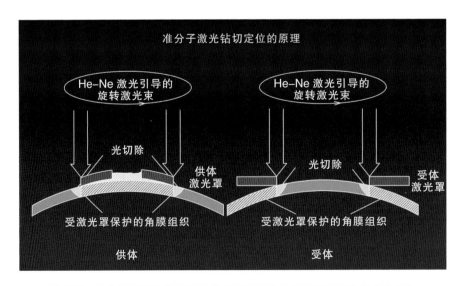

图 14.5 准分子激光在供体和受体中钻切定位的原理(示意图,矢状位图)。

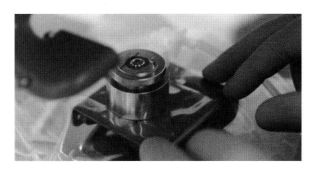

图 14.6 Schwind–AMARIS 准分子激光在装有人工前房的供体角巩膜床上的模具边缘拟环形自动切削。

装人工前房的供体角巩膜床上(16mm)(图 14.7a)。使用 Maklakoff 眼压计监测人工前房眼内压,将眼内压维持在 22mmHg(1mmHg≈0.133kPa)左右[38]。

对于受体角膜钻切时,临床上常用手工或自主引导型激光束,同时使用相应受体模具(外径 12.9mm,中心开口 5.5~8.5mm,8 个"定位凹槽")。供体模具直径比受体模具大 0.1mm。钻切开始前,通过将模具上的 8 个凹槽与先前在显微镜下施行的蓝色放射状角膜切开术标记的 8 个线性标记相关联,实现相对于角膜缘的中心对齐(图 14.7b)。

非机械钻切的优点:这种准分子激光手术在供体和受体的上皮侧进行,主要优点是避免了钻切过程中发生的机械变形(表 14.2)。这使得供体和受体的切口边缘平滑一致,从而减少了"垂直倾斜"[12]。移植物边缘的"定位齿"[3]和接受者边缘的相应凹槽可用于前 8 条主缝线的可预测性对称定位,以减少 "水平扭转"(图 14.7c)。此外,供体和受体的集中度也得到了改善[27,28]。这些优势作用于角膜移植术后散光的主要术中影响因素(表 14.1),降低了角膜散光,改善了术后角膜形态的规则性,并提高了拆线后的矫正视力[39,40]。

激光钻切能减少术后早期对血−水屏障的破坏[41],并不会导致较高的白内障发生率[42]或内皮细胞损伤率[43]。此外,免疫排斥反应[44]和继发性高眼压在两种技术中发生率一致[45]。使用金属模具可获得设置好的钻切轮廓/形状[35,36]。此外,即使在角膜不稳定的情况下也可以使用激光进行钻切,如角膜溃疡穿孔(或角膜后弹力层膨出)、放射状角膜切开术或准分子激光原位磨镶术(LASIK)后的医源性扩张等[37,46,47]。

准分子激光钻切术的实用性:激光治疗时间稍长(使用 Schwind 激光约 90s)在很大程度上可由随后的手术产生的实际优势所弥补[6,23,32,39,40,47]:

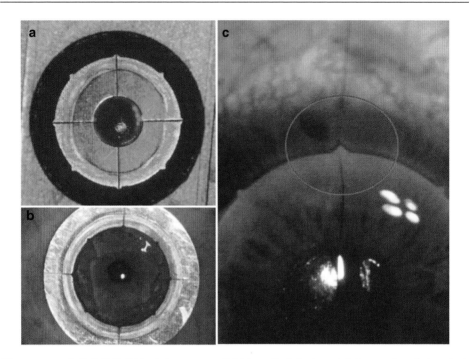

图14.7　(a)弯曲的供体模具(直径8.1mm),外侧有8颗"定位齿",可直接置于人工前房固定的供体角巩膜床上。沿其外缘引导激光消融。(b)受体钻切模具(直径8.0mm),上有8个"定位齿"向内,直接置于患者的角膜上。沿其内边缘引导激光。(c)在穿透性准分子激光角膜移植术中,通过小定位齿和其对应的定位凹槽可以准确定位第二条主缝线,用于避免"水平扭转"的发生(术中)。

表14.2　准分子激光(193nm)沿金属钻切模具(带"定位齿/凹槽")进行非机械角膜钻切的优点

- 对眼内组织无损伤
- 可避免钻切对组织产生形变或压迫
- 减少"水平扭转"("定位齿")
- 减少"垂直倾斜"(几乎完全一致的切口边缘)
- 改善受体和供体的中心齐性
- 供体受体角膜地形图的"一致化"可能性
- 减少角膜移植术后的前房炎症反应
- 减少拆线后角膜散光
- 增加角膜地形图规则性
- 显著提高最佳戴镜矫正视力
- 不稳定角膜情况进行钻切的可能性(例如,"睁眼"、后弹力层突出、放射状角膜切开术后、LASIK术后医源性角膜扩张)
- 可获得任意形状的角膜移植(如椭圆形)

- 激光受外科医师的个人技术影响较小。

- 直视控制下的激光应用。

- 低频、大光圈可运行激光眼球跟踪系统。

- 对眼睛安全,例如,UV-C 激光会被浅层角膜吸收而不穿过角膜屈光介质,对眼内没有威胁。

- 激光不损伤眼内结构,因为一旦房水充满钻切部位,组织消融就会停止。

- 使用显微剪完成钻切的需求极低。

- 在圆锥角膜钻切时,受体金属模具(直径为 8.0mm)围绕圆锥体居中,无变形。激光沿着模内边缘进行引导切割(图 14.8)。

- 前 8 条主缝线位置由 8 个"定位齿/凹槽"决定。

- 避免了供体-受体交界区新月形组织缺损(在非圆形受体切口的情况下:如圆锥角膜),达到 4 根缝线且没有大的渗漏的水密状态。

- 在随后的缝合过程中,前房通常保持在稳定状态。

- 最后的双连续缝线只需轻微拉紧以适应前一个步骤的形态,这样即使在拆除 8 根主缝线后,也能保持无渗漏状态。

- 因此,在手术结束时,几乎无须额外会对移植形态产生不利影响的间断缝合。

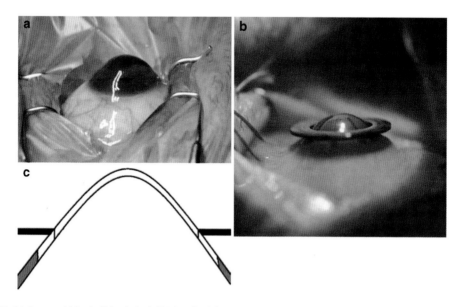

图 14.8　(a)钻切术前极度突出的圆锥角膜侧视图。(b)用准分子激光进行受体钻切期间,金属钻切(直径为 8.0mm)以角膜缘为中心对齐,保证角膜无形变。激光沿着钻切内缘引导进行切削。(c)圆锥突出的矢状示意图,通过金属钻切中心孔,在保证角膜无形变的情况下进行钻切。

- 很大程度上避免了在缝线末端形成所谓的"桶顶部结构",这可导致供受体角膜相对平面,影响光学恢复。

- 取下开睑器和固定缝线后,Placido 盘显示良好的圆形轮胎样改变。

- FSL 钻切术可能出现的非血管化瘢痕和内皮细胞失代偿引起的角膜水肿,但准分子激光钻切可避免这种并发症。

- 椭圆切口是可行的(如对耐药性棘阿米巴角膜炎的手术治疗)(图 14.9)。

准分子激光钻切术的特殊并发症

- 需在角膜模具保护其余角膜组织的情况下才能激光切开角膜组织。

- 原则上,角膜模具的几何结构可能不匹配(生产商没有制造该种型号),例如供体角膜帽上的"定位齿"的形状、大小和位置可能与受体的角膜帽不匹配。

- 意外地使用了不匹配的供体和受体角膜模具,可能会导致严重的后果:例如如果把 7.6mm 供体角膜放到 8.0mm 的受体角膜移植床上,缝线张力的增加将导致较大的扁平角膜和不规则散光。如果把 8.1mm 的供体角膜放在 7.5mm 的受体角膜移植床上,挤压多余的组织将导致移植物更加陡峭,在术后主要引起近视移位。

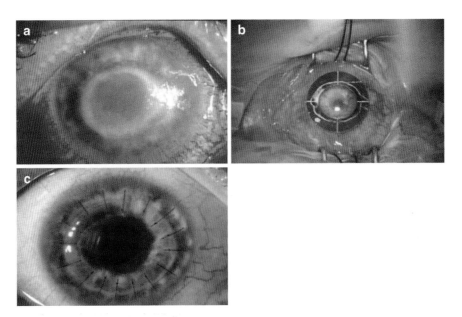

图 14.9 (a)棘阿米巴角膜炎(具有抗药性)的深椭圆形角膜溃疡。(b)术中放置椭圆形角膜模具行准分子激光辅助钻切。(c)多重间断缝线将移植物固定在受体角膜上。

- 使用 MEL70 激光进行供体钻切有时需要 4~5min 才能造成穿孔(Schwind Amaris 钻切大约需要 90s)。

- 通常供体和受体钻切为不完全分离,深基质层需用显微剪进行分离。

- 经验丰富的显微外科医师可以使用激光创建的切口作为指导,用显微剪沿给定方向完成切口。但由于多余组织的压缩,后部重叠的基质组织可能导致局部角膜形态不规则,从而使供体周围组织在深层基质组织局限突起。

- 金属模具加热产生的热效应("热环")可能出现在供体的中心和受体的切口边缘。可以通过使用弯曲的、更厚的供体角膜模具,或在供体角模具的中心孔放黏弹剂来避免这种情况。甚至有人建议使用陶瓷模具,但并未被实施[48,49]。

- 如果在将角膜模具放在角膜上之前表面未完全干燥,或者如果角膜模具没有完全水平放置,那么在激光作用期间角膜模具可能会滑动(图 14.10)。

- 准分子激光仅能沿边缘进行浅部切削,不能进行 3D 立体切削或间质内切削——没有自主切削形态!

- 组织丢失——若是在手术中不慎损坏供体角膜,切除的病变角膜不可能被重新缝合。

- 激光钻切术中前房残留过多黏弹剂可导致睁眼后出现"暴发性脉络膜上腔出血"现象(眼内压变化导致)。

- 血管化的角膜的可出现出血。在这种情况下,准分子激光钻切可在监控下进行,直到"烧蚀槽"被血液充满,然后取下角膜模具,用显微外科手术剪手工完成切口。

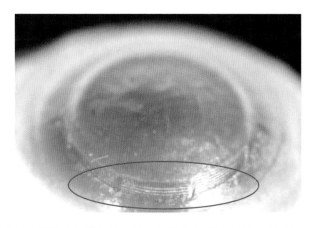

图 14.10　如果表面非干燥或角膜未置于完全水平状态,钻切可在角膜表面上滑动,导致切记边缘出现类似"螺丝扭动"纹路。

• 折中选择穿刺部位:过于中心缝合线可能会裂开,太外周则无角膜新生血管区域也会出现出血。在准分子激光钻切术中,在角膜出血完全止住之前不得将角膜模具放到角膜上。否则,槽内将充满血液,激光钻切将过早停止。冷 α 拟交感神经滴眼液有助于收缩血管及止血。

准分子激光辅助深板层角膜移植术("准分子 DALK")

众所周知,深板层角膜移植术(DALK)仅在 Descemet 膜术中暴露完整时才能获得良好的术后效果[50,51]。当后弹力膜穿孔时,通常会导致术式转换为 PKP。为了确保典型的年轻圆锥角膜患者不会因为任何问题改变计划的 DALK 术,我们会按准分子激光钻切的经典方式准备供体和受体钻切(见上文)。但是,我们不会马上穿透患者的角膜。如果术中成功获得"大气泡"[52]及 Descemet 膜已经成功分离——且没有造成穿孔,那么我们将选择 DALK 术式来进行角膜移植。如果没有达到理想情况,手术将以准分子激光 PKP 方式进行,可获得上述优点而对患者没有任何不良影响。

飞秒激光辅助角膜移植术

飞秒激光(FSL)的工作光谱近红外波(波长约 1μm),与准分子激光(193nm 紫外)形成对比。FSL 相对于角膜来说几乎是透明的,而准分子激光可被角膜吸收。准分子激光的脉冲持续时间为几纳秒(通常为 20ns),而 FSL 是 50~200fs。今天准分子的激光频率高达 750Hz,而 FSL 在几千赫的频率范围内。准分子激光的能量密度在 150~400mJ/cm² 波动,FSL 的波动范围为 1~10J/cm²。准分子激光的光斑大小在 0.6~6mm,而在 FSL 中只有几微米的变化。准分子激光组织相互作用是直接光消融,而 FSL 对组织间的相互作用由等离子体介导。

飞秒激光主要优点是无需模具,仅存在极小的组织损伤或热效应。相对于准分子激光仅可以切削表面,飞秒激光(1fs 相当于 10^{-15}s)可进行角膜基质层间切割,因此可实现 3D 切削。通过真正的三维切面,才可能实现切口自愈。我们在 2005 年已提出"倒蘑菇"结构(目前称为"顶帽"结构),以达到切口自密效果[53]。

飞秒激光辅助角膜移植的基本问题

在过去的 10 年里,飞秒激光角膜移植术已经引发了从美国到欧洲的手术风潮。飞秒的优势在于激光角膜移植可为任意水平和垂直形状的组合,包括"顶帽"

"蘑菇""之字形""圣诞树""八角形""十角形""燕尾形"等[54,55]。飞秒激光钻切的基本问题是需要光学锥镜和角膜形状相匹配,任何扁平或曲面光锥的角膜形状差异都可能导致术后机械压力和形变。尤其在晚期圆锥角膜,会导致患者角膜"非圆形"切除,因此"水平扭转"是 PKP 术后高度/非对称散光出现的术中主要原因[56]。

在角膜移植常规钻切过程中 Intralase 测量的眼内压高达 135mmHg,VisuMAX 测量高达 65mmHg,Femtec 测量为 205mmHg,实验用 Femto LDV 测量则为 184mmHg[57]。此外,特别在晚期圆锥角膜,压平会导致"非圆形"(通常是椭圆形或梨形)的角膜孔,引起"水平扭转",即 PKP 术后高度/不规则散光的主要决定因素[58]。圆锥角膜治疗中 Intralase 飞秒激光在受体和供体的 8 根缝线有时不能达到术中匹配(图 14.11)[59]。

一些研究者认为,飞秒激光 PKP 在屈光度和视力方面具有短期随访优势[54,60-62]。然而,拆线后的数据不多,仅少量研究者发表了完全拆线后的术后疗效分析数据[63,64]。经 14±5 个月的平均随访,蘑菇状轮廓内所有缝线拆除后散光为(6.4±3.0)dpt,在顶帽轮廓内为(5.8±4.6)dpt[63]。因此飞秒 PKP 后的散光程度不亚于运动性钻切术(现已退出市场)[39,40]。此外,蘑菇状模型中,术后免疫反应的发生率显著增加[65]。

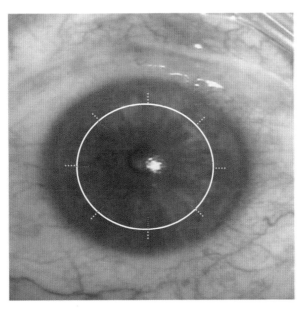

图 14.11　在飞秒激光角膜钻切的至少 3 个位置供体和受体的放射状切记并不匹配(供体用红色标记,受体用黄色标记)。理想情况下,这些标记应显示 8 根主缝线所在位置。

飞秒激光与准分子激光辅助 PKP 的前瞻性随机对照研究

FSL 角膜移植术一直是热点,然而,目前对于圆锥角膜与 Fuchs 综合征还没有使用 FSL 和准分子激光 PKP 术进行前瞻性随机对照的研究。而这项研究最近在 Homburg/Saar 完成[59]。

通常,我们在后侧切口使用比最大能量低 0.1μJ 的能量,在前侧切口使用比最大能量低 0.5μJ 的能量,在板层切口使用比最大能量低 0.4μJ 的能量 (2.3~2.9μJ)。供体和受体的 8 个对齐切口如下:能量 1.5μJ,长 1000μm,宽 50μm,点间距 6μm,线间距 6μm,层间距 5μm,受体的所有径向偏移均为+2(即所有对齐切口均在环外),所有供体为−2(意味着所有对齐切口都在环内)。在前侧切口,点间距和层间距为 3μm;在环形层间切割(螺旋模式)中,切向间距为 5μm,放射状间距为 4μm;后侧切口,点间距为 3μm,层间距为 2μm。7.5~8.5mm 直径植片供体和受体的切割深度是平均角膜厚度的 2/3 (术后前段 OCT 测量结果)。所有所用直径(前部切口、层切口、后侧切口)均比测量值大 0.1mm。将供体角膜放置在 Barron 人造前房(Katena,Denville,USA)中,以实现从上皮侧获得钻切的过程。每次激光手术程序均需要使用一次性锥镜用于吸引压平角膜。

对于受体的角膜钻切,通过真空环负压吸引的方式固定眼球。锥镜接口与负压吸引环相连,以保证角膜可完全被压平。在显微镜下使用镊子和手术刀去除不平的角膜组织后,我们再进行完全的穿透性激光钻切。必要时,以显微外科剪完成切口。Fuchs 角膜营养不良病例中通常使用顶帽轮廓,圆锥角膜患者通常使用蘑菇状轮廓。

原则上,对多种 PKP 钻切技术进行比较研究所需检查最低要求如下(均需包括缝线拆除前后[21]):

- 戴镜矫正视力(非接触镜矫正视力!)和中央屈光力。
- 角膜散光测量或散光地形图(不仅仅是柱镜度数!)。
- 测量角膜形态规则性[如 SRI(角膜表面规则性指数),或 TMS 系统的 SAI(角膜表面非对称指数),和 Pentacam 的 ISV(表面变异指数)或 IVA(曲率对称性指数]。
- 内皮细胞(定量和定性)。
- 免疫反应(类型和频率)。

初步研究结果:采用 FSL-PKP 及双线连续缝合法治疗圆锥角膜时,我们发现更为多见的偏中心、暴发性脉络膜上腔出血现象以及需要额外附加单一缝线以使受体-供体角膜之间不会出现裂隙或平台[59]。缝线拆除后,圆锥角膜 FSL 钻切术后角膜散光(6.8±3.1)D 明显大于准分子激光钻切术后(3.3±2.2)D。此外,圆锥角膜在 FSL 钻切术后 TMS-5 系统的表面规则性指数(SRI)(0.8±0.3)明显大于准分子激光钻切术后(0.5±0.4)。圆锥角膜准分子激光术后拆线的最佳矫正视力为(0.8±0.2),FSL 激光钻切术后为(0.7±0.2)[未发表数据]。

　　当然, 单从显著的散光无法对 PKP 不同的钻切技术进行适当的科学比较[62]。在高度不规则的角膜表面, 这种角膜散光引起的屈光度在屈光矫正后能被耐受度, 散光明显减少(甚至可到 0)[21]。准分子激光相对飞秒激光辅助 PKP 手术的优点总结在表 14.3。

飞秒激光辅助的角膜移植手术的一些实际考虑

- 激光作用部位可从前房开始,因气泡会遮挡激光作用后的区域。
- 个性化切口的可行性。
- 由于切口的个性化,理论上供体和受体可有更好的匹配(图 14.12)。
- "无须缝合"角膜移植术的潜力?

表 14.3　准分子激光(EXL)与飞秒激光(FSL)角膜钻切的优势比较(实际考虑因素:+++示非常有利;---示非常不利)

	EXL	FSL
"程序烦琐"	+	--
组织丢失	---	+++
居中齐性	+++	+
避免钻切时的形变、压缩	+++	---
激光时高眼压	+++	-
减少角膜剪处理切口的次数	(+)	++
精确定位首批 8 根主缝线	+++	+
缝合时稳定前房	++	+++
双连续缝合缝线可行性	+++	+++
无须增加额外的间断缝线	+++	+
不稳定角膜钻切的可行性	+++	---
二次角膜移植钻切的可行性	+++	-
有助于 DALK	++	++
进行 DSAEK 的可能性(供体/受体)	---	+
(但是"次优的"基质表面状态)		
免疫反应	+	--

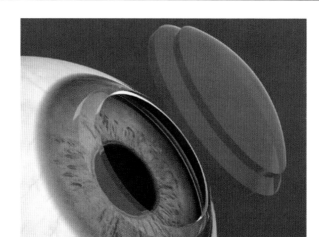

图 14.12　理论上飞秒激光环可达到供体-受体角膜完美吻合："倒蘑菇状角膜移植片"，即"顶帽结构移植片"。

- 无组织丢失——因此,在术中意外丢失供体角膜的情况下,受体已去除的原角膜组织可被再次缝合到缺口处。

飞秒激光辅助钻切技术的特殊并发症

- 操作区域无直视控制下的激光操作。
- 停电时将停止程序,切口必须手动以显微外科技术完成。
- 因抽吸导致的球结膜下出血——持续约 10d(图 14.13)。

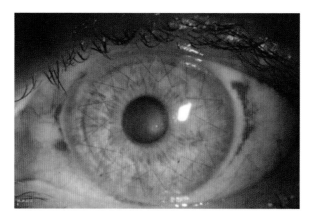

图 14.13　飞秒激光钻切术后负压吸引后导致的球结膜下出血。

- 中央定位困难——尤其在进展期圆锥角膜的病例中。
- 吸引导致的高眼压——存在视网膜动脉阻塞的风险[57]。
- 瘢痕会影响切割,可能会需要以手术刀或剪刀手动完成切口。
- 在水肿的角膜可出现角膜钻切困难、错误角膜层间切除深度。
- 由于极高重复频率和相对微弱的激光聚焦点导致激光–眼球跟踪系统不能运行。
- 不确定的眼睛安全问题,因为可见光或近红外激光必须通过非线性过程产生等离子体,否则激光能量可能沉积在视网膜上。
- 在吸引和压平(受体)过程中角膜变形,导致钻切形态变形(例如椭圆形或梨形)和不一致的主切口——FSL 钻切术不合适在病理弯曲的角膜上进行。
- 在最大缝线调整之后,由于几何地形图可能存在差异,在手术结束时使用 Placido 盘检查,依旧难以避免圆锥角膜 FSL 钻切术后移植物上产生椭圆形甚至不规则的投影。
- 拆除缝线后高度不规则散光——尤其在晚期圆锥角膜。
- 在顶帽或蘑菇形状中获得正确的侧切口的问题,如水肿角膜植片可能会提供给薄圆锥角膜患者。钻切术前的供体角巩膜植片厚度测量使用超声(Domilens 人工前房支持)进行,受体则使用 AS–OCT 进行测量。测量值会存在一定的混淆和差异。
- 蘑菇结构植片中,上皮细胞在外周薄角膜层向下生长、聚集。
- 通常飞秒激光不放在无菌手术室,因此,在长距离(如跨楼层、跨城市)的患者搬运时,即使打完激光后仍须保留原角膜组织的原位连接甚至缝线缝合以避免暴发性脉络膜上腔出血。
- 在使用飞秒激光辅助而不使用自动角膜显微刀辅助产生的 DSAEK 后基质植片表面质量很差。

总结:如何避免角膜移植术并发症

除了术后常规随访外,预防穿透性角膜移植术并发症包括特殊的术前和术中注意事项。

术前预防:包括全身性疾病和眼睑异常的治疗,确定个体的最佳移植片大小,避免在眼内压未控制、急性角膜水肿、未治疗的角膜新生血管时进行 PKP。还需注意 PKP 术前羊膜移植治疗溃疡性角膜炎,对器官移植的质量控制,以及术前医师对患者的交流、解释和安抚。

术中预防：包括在全身麻醉期间控制性降低动脉血压以达到完全放松。术中预防散光的 16 项措施包括：

- 应全面收集关于供体角膜既往所接受的屈光手术史或圆锥角膜/高度散光等病史。理想情况下，供体角膜地形图/断层扫描在术前应确认达到供体受体的相匹配[1]。

- 全麻比局麻安全，尤其对于年轻圆锥角膜患者。在睁眼情况下，应该保持尽可能低的动脉血压（控制性动脉低血压——"尽可能低，但维持足够的血压"），应避免使用米库氯铵等非去极化肌松剂以减少"暴发性脉络膜上腔出血"。

- 供体和受体角膜需使用同种设备进行上皮侧的取材，以保证供体和受体的切面和角度一致。因此需联合人工前房，以方便角膜钻切时供体角膜的获取。

- 一般来说，使用毛果云香碱收缩瞳孔有助于保护有晶体眼的晶状体。

- 建议角膜缘侧切口在行角膜钻切前完成。

- 角膜中心和角膜缘部水平定位对于 PKP 手术极为重要，主要用于防止偏心、垂直倾斜、水平扭转等。

- 无晶体眼及曾行玻璃体切割术后眼建议用结膜缝线（8-0 Vicryl 缝线）固定 Fligeringa 环，稳定术中开放的眼部结构[2]。

- 供体和受体中定位结构有助于正确置放最初 4 根或 8 根主要缝线，以避免术后水平扭转[3]。正确放置第二根主要缝线对移植物对齐十分重要。

- 自 1989 年以来，医师已借助 Zeiss MELTEC MEL70®、Schwind Amaris®准分子激光器（Erlangen 和 Homburg/Saar）完成 4000 多例非机械性 PKP 手术。

- 植片尺寸应进行个性化定制（"尽可能大，但不超过必要的大小"）。

- 角膜缘定中心应优先于瞳孔定中心（特别是在圆锥角膜的患者中）。

- 应避免移植片过大或过小，以防止外周供体组织受到牵拉或压迫。

- 12 点方向周边虹膜切除术可防止瞳孔阻滞，从而防止青光眼的急性发作。在使用阿托品后的圆锥角膜术后可能出现 Urrets-zavalia 综合征，即由于虹膜括约肌坏死所致的持续性瞳孔扩大[4]。

- 只要 Bowman 层完整，建议使用双交叉连续缝线（Hoffmann 推荐），因其具有术后地形更规则、更早的视力恢复、较少的缝线松弛、且极少需要置换缝线等优势。

- 所有线结需埋在基质中，以避免机械刺激和新生血管的产生。我们希望产生深板层"后弹力层"缝线。通常缝合时后弹力层应位于针尖前三角形顶点上（"后弹力波")。

- 术中角膜镜检查应在取下开睑器、拆除固定缝线后进行[5-7]。

总结

目前,人们对 PKP 术后疗效的期望已不仅限于实现成功的角膜移植。对患者而言,唯一的标准是术后视力良好,最好是可接受框架镜而无须佩戴隐形眼镜。供体和受体的角膜钻切术应该从上皮侧采用同样方法执行。角膜缘部平面的水平位置很重要。移植物的大小应与角膜的大小相适应"尽可能大,但不超过必要的大小"。在不确定的情况下,角膜缘定中心的优先度高于瞳孔定中心(尤其是在圆锥角膜的情况下)。此外,应避免移植片过大或过小。手术结束时,应用 Placido 盘进行连续缝线的调整。非机械准分子激光移植可降低术后散光,获得规则度高的术后角膜和较好视力(尤其在年轻圆锥角膜患者)。在角膜不稳定的情况下(如 RK 术后、LASIK 术后医源性角膜扩张、透明边缘变性、后弹力层膨出、溃疡穿孔)也可应用准分子激光角膜移植术。从 10 年前飞秒激光开始应用之际起,"钥匙-锁"结构自动闭合型(未来"无缝线"的角膜移植术)的供体-受体角膜吻合方式不断涌现。然而,最近"无缝线手术"的数据表明,由于高额手术费及维护难度大的弊端,使得"无缝线手术"这一潜在优势难以得到临床验证! 因此今天的飞秒激光辅助 PKP 手术其实应当被称为"昨日黄花"。

(李元君 文丹 译)

参考文献

1. Janunts E, Langenbucher A, Seitz B. In vitro corneal tomography of donor corneas using anterior segment OCT. Cornea. 2016;35(5):647–53.
2. Ninios K, Matoula P, Szentmàry N, et al. Results of excimer laser penetrating keratoplasty in aphakic eyes. Graefes Arch Clin Exp Ophthalmol. 2013;251:1185–9.
3. Behrens A, Seitz B, Küchle M, et al. "Orientation teeth" in nonmechanical laser corneal trephination: 2.94-microm Er:YAG laser vs. 193-nm ArF excimer laser. Br J Ophthalmol. 1999;83:1008–12.
4. Urrets-Zavalia A. Fixed dilated pupil, iris atrophy and secondary glaucoma. A distinct clinical entity following penetrating keratoplasty for keratoconus. Am J Ophthalmol. 1963;56:257–65.
5. Belmont SC, Troutman RC, Buzard KA. Control of astigmatism aided by intraoperative keratometry. Cornea. 1993;12:397–400.
6. Naumann GOH. Part II: corneal transplantation in anterior segment diseases. The Bowman Lecture (Number 56) 1994. Eye. 1995;9:395–421.

7. Seitz B, Langenbucher A, Naumann GOH. Trephination in penetrating keratoplasty. In: Reinhard T, Larkin F, editors. Essentials in ophthalmology – corneal and external eye disease. Berlin: Springer; 2006. p. 123–52.

8. Seitz B, Hager T, Szentmáry N, Langenbucher A, Naumann GOH. [Keratoplasty in children – still a dilemma]. Klin Monatsbl Augenheilkd. 2013;230:587–94.

9. Cohen KL, Holman RE, Tripoli NK, Kupper LL. Effect of trephine tilt on corneal button dimensions. Am J Ophthalmol. 1986;101:722–5.

10. Javadi MA, Mohammadi MJ, Mirdehghan SA, Sajjadi SH. A comparison between donor-recipient corneal size and its effect on the ultimate refractive error induced in keratoconus. Cornea. 1993;12:401–5.

11. Perl T, Charlton KH, Binder PS. Disparate diameter grafting. Astigmatism, intraocular pressure and visual acuity. Ophthalmology. 1981;88:774–80.

12. Langenbucher A, Seitz B, Kus MM, Naumann GOH. [Transplant vertical tilt after perforating keratoplasty – comparison between non-mechanical trephination with excimer laser and motor trephination]. Klin Monatsbl Augenheilkd. 1998;212:129140.

13. Cohen KL, Tripoli NK, Pellom AC, et al. Effect of tissue fit on corneal shape after transplantation. Invest Ophthalmol Vis Sci. 1984;25:1226–31.

14. Filatov V, Alexandrakis G, Talamo JH, Steinert RF. Comparison of suture-in and suture-out postkeratoplasty astigmatism with single running suture or combined running and interrupted sutures. Am J Ophthalmol. 1996;122:696–700.

15. Mader TH, Yuan R, Lynn MJ, et al. Change in keratometric astigmatism after suture removal more than one year after penetrating keratoplasty. Ophthalmology. 1993;100:119–27.

16. Musch DC, Meyer RF, Sugar A. The effect of removing running sutures on astigmatism after penetrating keratoplasty. Arch Ophthalmol. 1988;106:488–92.

17. Seitz B, El-Husseiny M, Langenbucher A, Szentmáry N. [Prophylaxis and management of complications in penetrating keratoplasty]. Ophthalmologe. 2013;110:605–13.

18. Hoppenreijs VPT, Van Rij G, Beekhuis WH, Rijneveld WJ, Rinkel-Van Driel E. Causes of high astigmatism after penetrating keratoplasty. Doc Ophthalmol. 1993;85:21–34.

19. Van Rij G, Cornell FM, Waring III GO, Wilson LA, Beekhuis H. Postoperative astigmatism after central vs eccentric penetrating keratoplasties. Am J Ophthalmol. 1985;99:317–20.

20. Van Rij G, Waring III GO. Configuration of corneal trephine opening using five different trephines in human donor eyes. Arch Ophthalmol. 1988;106:1228–33.

21. Seitz B, Langenbucher A, Küchle M, Naumann GOH. Impact of graft diameter on corneal power and the regularity of postkeratoplasty astigmatism before and after suture removal. Ophthalmology. 2003;110:2162–7.

22. Seitz B, Langenbucher A, Naumann GOH. [The penetrating keratoplasty – a 100-year success story]. Ophthalmologe. 2005;102:11281139.

23. Seitz B, Langenbucher A, Naumann GOH. [Perspectives of excimer laser-assisted keratoplasty]. Ophthalmologe. 2011;108:817–24.

24. Seitz B, Langenbucher A, Zagrada D, Budde W, Kus MM. [Corneal dimensions in various types of corneal dystrophies and their effect on penetrating keratoplasty]. Klin Monatsbl Augenheilkd. 2000;217:152–8.

25. Graef S, Maier P, Boehringer D, Auw-Haedrich C, Reinhard T. Femtosecond laser-assisted repeat keratoplasty: a case series. Cornea. 2011;30:687–91.

26. Szentmáry N, Seitz B, Langenbucher A, Naumann GOH. Repeat keratoplasty for correction of high or irregular postkeratoplasty astigmatism in clear corneal grafts. Am J Ophthalmol. 2005;139:826–30.

27. Langenbucher A, Seitz B, Kus MM, Vilchis E, Naumann GOH. Graft decentration in penetrating keratoplasty – nonmechanical trephination with the excimer laser (193 nm) versus the motor trephine. Ophthalmic Surg Lasers. 1998;29:106–13.

28. Seitz B, Langenbucher A, Meiller R, Kus MM. [Decentration of donor cornea in mechanical and excimer laser trephination for penetrating keratoplasty]. Klin Monatsbl Augenheilkd. 2000;217:144–51.

29. Langenbucher A, Kus MM, Neumann J, Seitz B. [Calculating the localization and dimension of the real pupil in keratoconus with ray tracing of corneal topography data]. Klin Monatsbl Augenheilkd. 1999;215:163–8.

30. Hoffmann F. [Suture technique for perforating keratoplasty]. Klin Monatsbl Augenheilkd. 1976;169:584–90.

31. Jonas JB, Budde WM. Loosening of single versus double running sutures in penetrating keratoplasty for keratoconus. Graefes Arch Clin Exp Ophthalmol. 1999;237:522–3.

32. Naumann GOH, Seitz B, Lang GK, Langenbucher A, Kus MM. [193 excimer laser trepanation in perforating keratoplasty]. Report of 70 patients. Klin Monatsbl Augenheilkd. 1993;203: 252–61.

33. Lang GK, Schröder E, Koch JW, et al. Excimer laser keratoplasty. Part 2: elliptical keratoplasty. Ophthalmic Surg. 1989;86:342–6.

34. Lang GK, Naumann GOH, Koch JW. A new elliptical excision for corneal transplantation using an excimer laser. Arch Ophthalmol. 1990;108:914–5.

35. Szentmáry N, Langenbucher A, Kus MM, et al. Elliptical nonmechanical corneal trephination: intraoperative complications and long-term outcome of 42 consecutive excimer laser penetrating keratoplasties. Cornea. 2007;26:414–20.

36. Szentmáry N, Langenbucher A, Kus MM, Naumann GOH, Seitz B. Long-term refractive results of elliptical excimer laser penetrating keratoplasty (EELPK). Curr Eye Res. 2007;32:953–9.

37. Küchle M, Seitz B, Langenbucher A, Naumann GOH. Nonmechanical excimer laser penetrating keratoplasty for perforated or predescemetal corneal ulcers. Ophthalmology. 1999;106: 2203–9.

38. Amigo G. The Maklakoff applanation tonometer. Aust J Optom. 1967;50:92–7.

39. Seitz B, Langenbucher A, Kus MM, Küchle M, Naumann GOH. Nonmechanical corneal trephination with the excimer laser improves outcome after penetrating keratoplasty. Ophthalmology. 1999;106:1156–65.

40. Szentmàry N, Langenbucher A, Naumann GOH, Seitz B. Intra-individual variability of penetrating keratoplasty outcome after excimer laser versus motorized corneal trephination. J Refract Surg. 2006;22:804–10.

41. Küchle M, Nguyen NX, Seitz B, et al. Blood-aqueous barrier following mechanical or nonmechanical excimer laser trephination in penetrating keratoplasty. Am J Ophthalmol. 1998;125: 177–81.

42. Behrens A, Seitz B, Langenbucher A, et al. Lens opacities after nonmechanical vs. mechanical corneal trephination for penetrating keratoplasty in keratoconus. J Cataract Refract Surg. 2000;26:1588–95.

43. Seitz B, Langenbucher A, Nguyen NX, et al. Graft endothelium and thickness after penetrating keratoplasty comparing mechanical and excimer laser trephination – a prospective randomised study. Graefes Arch Clin Exp Ophthalmol. 2001;239:12–7.

44. Seitz B, Langenbucher A, Diamantis A, et al. [Immunological graft reactions after penetrating keratoplasty – a prospective randomized trial comparing corneal excimer laser and motor trephination]. Klin Monatsbl Augenheilkd. 2001;218:710–9.

45. Seitz B, Langenbucher A, Nguyen NX, et al. Long-term follow-up of intraocular pressure after penetrating keratoplasty for keratoconus and Fuchs' dystrophy – comparison of mechanical and laser trephination. Cornea. 2002;21:368–73.

46. Seitz B, Rozsival P, Feuermannova A, Langenbucher A, Naumann GOH. Penetrating keratoplasty for iatrogenic keratoconus after repeat myopic laser in situ keratomileusis: histologic findings and literature review. J Cataract Refract Surg. 2003;29:2217–24.

47. Seitz B, Langenbucher A, Nguyen NX, Kus MM, Küchle M, Naumann GOH. [Results of the first 1000 consecutive elective nonmechanical keratoplasties with the excimer laser – a prospective study over more than 12 years]. Ophthalmologe. 2004;101:478–88.

48. Langenbucher A, Seitz B, Kus MM, Naumann GOH. Thermal effects in excimer laser trephination of the cornea. Graefe's Arch Clin Exp Ophthalmol. 1996;234:S142–8.

49. Langenbucher A, Küchle M, Seitz B, Kus MM, Behrens A, Weimel E, Naumann GOH. Thermal load of laser aperture masks in nonmechanical trephination for penetrating keratoplasty with the Er:YAG laser: comparison between stainless steel and ceramic masks. Graefe's Arch Clin Exp Ophthalmol. 2000;238:339–45.

50. Seitz B, Cursiefen C, El-Husseiny M, Viestenz A, Langenbucher A, Szentmáry N. [DALK and penetrating laser keratoplasty for advanced keratoconus]. Ophthalmologe. 2013;110:839–48.

51. Shehadeh-Mashor R, Chan CC, Bahar I, Lichtinger A, Yeung SN, Rootman DS. Comparison

between femtosecond laser mushroom configuration and manual trephine straight-edge configuration deep anterior lamellar keratoplasty. Br J Ophthalmol. 2014;98(1):35–9.

52. Anwar M, Teichmann KD. Big-bubble technique to bare Descemet's membrane in anterior lamellar keratoplasty. J Cataract Refract Surg. 2002;28:398–403.

53. Seitz B, Brünner H, Viestenz A, Hofmann-Rummelt C, Schlötzer-Schrehardt U, Naumann GOH, Langenbucher A. Inverse mushroom-shaped nonmechanical penetrating keratoplasty using a femtosecond laser. Am J Ophthalmol. 2005;139:941–4.

54. Bahar I, Kaiserman I, Lange AP, Levinger E, Sansanayudh W, Singal N, Slomovic AR, Rootman DS. Femtosecond laser versus manual dissection for top hat penetrating keratoplasty. Br J Ophthalmol. 2009;93:73–8.

55. Gaster RN, Dumitrascu O, Rabinowitz YS. Penetrating keratoplasty using femtosecond laser-enabled keratoplasty with zig-zag incisions versus a mechanical trephine in patients with keratoconus. Br J Ophthalmol. 2012;96:1195–9.

56. Seitz B, Langenbucher A, Naumann GOH. [Astigmatism in keratoplasty]. In: Seiler T, editor. Refraktive Chirurgie. Stuttgart: Enke; 2000. p. 197–252.

57. Vetter JM, Holzer MP, Teping C, et al. Intraocular pressure during corneal flap preparation: comparison among four femtosecond lasers in porcin eyes. J Refract Surg. 2011;27:427–33.

58. Seitz B, Szentmáry N, Langenbucher A, Hager T, Viestenz A, Janunts E, El-Husseiny M. [Penetrating keratoplasty PKP in advanced keratoconus – from hand/motor trephine up to the excimer laser and back to the femtosecond laser]. Klin Monatsbl Augenheilknd. 2016; 233(6):727–36.

59. El-Husseiny M, Seitz B, Langenbucher A, et al. Excimer vs. femtosecond laser assisted penetrating keratoplasty in keratoconus and Fuchs dystrophy: intraoperative pitfalls. J Ophthalmol. 2015;2015:645830.

60. Farid M, Steiner RF, Gaster RN, Chamberlain W, Lin A. Comparison of penetrating keratoplasty performed with the femtosecond laser zig-zag incision versus conventional blade trephination. Ophthalmology. 2009;116:1638–43.

61. Kamiya K, Kobashi H, Shimizu K, Igarashi A. Clinical outcomes of penetrating keratoplasty performed with the VisuMax femtosecond laser system and comparison with conventional penetrating keratoplasty. PLoS One. 2014;9(8):e105464.

62. Levinger E, Trivizki O, Levinger S, Kremer I. Outcome of "mushroom" pattern femtosecond laser-assisted keratoplasty versus conventional penetrating keratoplasty in patients with keratoconus. Cornea. 2014;33:481–5.

63. Birnbaum F, Wiggermann A, Maier PC, Böhringer D, Reinhard T. Clinical results of 123 femtosecond laser-assisted keratoplasties. Graefes Arch Clin Exp Ophthalmol. 2013;251:95–103.

64. Chamberlain WD, Rush SW, Mathers WD, Cabezas M, Fraunfelder FW. Comparison of femtosecond laser-assisted keratoplasty versus conventional penetrating keratoplasty. Ophthalmology. 2011;118:486–91.

65. Szentmáry N, Goebels S, El-Husseiny M, et al. [Immune reactions following excimer laser and femtosecond laser-assisted penetrating keratoplasty]. Klin Monatsbl Augenheilkd. 2013;230: 486–9.

索　引